Dr. med. Jürgen Brater

UNNÜTZES MEDIZINWISSEN

Dr. med Jürgen Brater

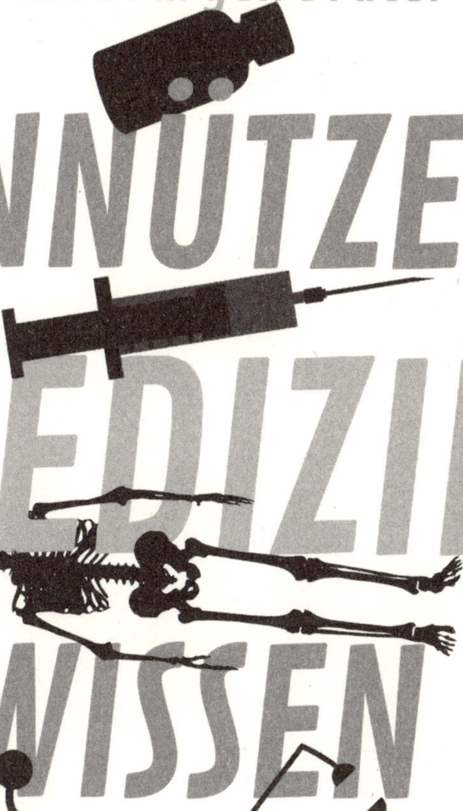

UNNÜTZES MEDIZIN WISSEN

Fakten und Geschichten, die selbst den Arzt verblüffen

YES

Originalausgabe
3. Auflage 2024

Türkenstraße 89, 80799 München

info@m-vg.de

Umschlaggestaltung: Ivan Kurylenko (hortasar covers)
Layout und Satz: Müjde Puzziferri, MP Medien, München
Druck: CPI books GmbH, Leck
Printed in Germany

ISBN Print 978-3-96905-047-7
ISBN E-Book (EPUB, Mobi) 978-3-96905-048-4
ISBN E-Book (PDF) 978-3-96905-049-1

INHALT

Ein Segen, dass wir heute leben: Aus der Geschichte der Medizin 11

»Arm dran war, wer in die Hände der Ärzte fiel« 12

Universelles Heilmittel der frühen Ärzte: der Aderlass 15

Mit Toten heilen 17

Von den eigenen Ärzten vergiftet: Ludwig van Beethoven 19

Ärzte sind auch nur Menschen: Kurioses und Unterhaltsames über die Götter in Weiß 23

Nomen est omen 24

Teurer Rat 25

Überdosis 26

Konsequent 26

Alles Unsinn 27

Alles schon da gewesen 27

Frosch im Magen 28

Ursache und Wirkung 29

Spitzzüngige Prüfer 29

Kleiner Unterschied 30

Hauptsache unverständlich: Medizinische Fachterminologie 31

Medizinische Zungenbrecher 32

Jede Menge -logien 33

Fachmedizinisch für Angeber 35

Verwirrende Abkürzungen 36
Brücken für medizinische Esel 37
Allerlei Manien 41
Wovor man alles Angst haben kann 41
Doch es gibt auch das Gegenteil 43
Vornehm ausgedrückt 44
Überall Häute und Felle 45
Medizinische Mythologie 47

Worüber man sich kaum einmal Gedanken macht: Fakten, Fakten, Fakten 51
Hätten Sie gewusst ...? 52
Sind Sie Linkshänder? 54
Wissenswertes über Pupse 56
Ebenso klebrig wie spannend: Sperma 57
Hocheffektive Transporter in gewaltigen Mengen: rote Blutkörperchen 60
Bemerkenswertes und Kurioses über den Schlaf 62

Schneller, größer, weiter: Allerlei Rekorde 65
Vierfacher Geburtstag 66
Gebärmaschinen 66
Potenzwunder bricht eigenen Rekord 67
Körperliche Höchstleistungen 68
Kindlicher Gigant 70
Mehr als 500 Zähne 70
Breiiger Rekord 71

Worauf kein Arzt auf Anhieb kommt: Außergewöhnliche Krankheiten 73
Kuriose Syndrome 74

Ein Orgasmus nach dem anderen 75
Brauerei im Darm 76
Pinkelakrobaten 78
Paracelsus hat doch recht 79
Wenn es aus der Scheide brummt 80
»Pfui, du stinkst nach Fisch« 80
Blau wie ein Schlumpf 81
Ruhe, verdammt noch mal! 82
Zahlen, Zahlen, Zahlen: Erstaunliche Statistiken 85
Ruhepuls von Leistungssportlern 86
Liste der Länder nach Ärztedichte 87
Die häufigsten Schönheitsoperationen bei deutschen Frauen 88
Die häufigsten Schönheitsoperationen bei deutschen Männern 88
Anzahl der Schwangerschaftsabbrüche in den einzelnen Bundesländern 89
Häufigkeit von Kaiserschnitt-Geburten in den EU-Ländern 90
Durchschnittliche Zahl der Schweißdrüsen bei Menschen verschiedener Bevölkerungsgruppen 91
Magenverweildauer verschiedener Lebensmittel 92
Häufigkeit der Blutgruppe B bei verschiedenen Völkern 92
Ohrenschmalz bei Menschen unterschiedlicher Bevölkerungsgruppen 93
Dr. Zufall: Wenn das Glück seine Hand im Spiel hat 95
Im richtigen Moment der zündende Gedanke 96

Conrad Röntgen und seine Strahlen 96
Alexander Fleming und die verdorbenen Bakterienkulturen 98
Sandoz und die Revolution im Dreck 99
Pfizer und die unerwartete Härte 100

Wer will das wissen? Skurrile Forschung 103
Der Ig-Nobelpreis für Medizin 104
Was Wissenschaftler so alles herausfinden 107
Die Bristol-Stuhlformenskala 112

Lachen ist gesund: Heitere Medizin 115
Medizin aus kindlicher Sicht 116
Fachärzte 118
Ohrlos 118
Der Allerwerteste von A bis Z 119
Medizinische Aphorismen 119
»Gute Besserung!« 121
Wo ist der Vater? 121

Was Sie schon immer wissen wollten: Fragen und Antworten 123
Können wir im Kopfstand schlucken? 124
Fehlt Frauen eine Rippe? 124
Ist Nasenpopel essen ungesund? 125
Warum halten wir beim Pinkeln die Luft an? 125
Warum läuft es uns kalt den Rücken, aber niemals den Bauch hinunter? 126
Warum gestikulieren wir beim Telefonieren? 127

Warum können manche Menschen mit den Ohren wackeln? 128
Warum werden rote Haare im Alter nicht grau? 128
Warum können wir beim Joggen lesen? 129

Wer hätte das gedacht? Verblüffendes und Staunenswertes 133
Raucher sind billiger 134
Warum wir immer wissen, wo uns der Kopf steht. 135
Schlafmangel macht dick. 137
Besser riechen durch Schnüffeln 138
Heiß oder kalt – das kann man hören 140
Mit dem einen sieht man besser. 141
Das Mädchen, das ein Junge war 143
Anrührende Lustkiller 145
Es werden immer weniger. 145
Schwangere Männer. 146
Braucht man nicht 148

Andere Länder, andere Sitten: Medizin exotisch 151
Da lebt man doch gerne in Deutschland. 152
Brasilianische Therapien 154

Gehört nun mal zum Leben: Der Tod 157
Wer stirbt wie? 158
Drei Arten, das Zeitliche zu segnen. 159
Jeder, wie er's verdient 159

Ein Segen, dass wir heute leben

AUS DER GESCHICHTE DER MEDIZIN

»Die größte Behinderung des Lebens liegt darin, ständig auf die Gesundheit zu achten.«

Platon
(griechischer Philosoph, 428–348 v. Chr.)

»ARM DRAN WAR, WER IN DIE HÄNDE DER ÄRZTE FIEL«

So fasst der Medizinhistoriker Heinrich Schipperges in seinem Buch *Die Kranken im Mittelalter* die Medizin bis etwa um das Jahr 1400 zusammen – und aus heutiger Sicht besteht kein Zweifel daran, dass er eher unter- als übertrieben hat. Was die frühen Ärzte mit ihren Patienten anstellten, wie sie sie traktierten und was sie ihnen einverleibten, hatte in der Regel weitaus mehr mit Aberglaube, Mystik und obskuren Ritualen zu tun als mit halbwegs seriöser Medizin. Wie ihre antiken Vorgänger waren sie nach wie vor der festen Überzeugung, Krankheiten seien das Ergebnis schlechter Körperflüssigkeiten, etwa des trockenen oder feuchten *phlegma* sowie schleimiger Absonderungen, der sogenannten *livores* – unter diesem Begriff versteht man heute Leichenflecken. Aber auch ungeeignete Kleidung, falsche Nahrung, üble Ausdünstungen, ja sogar zu feuchte oder trockene Atemluft galten als mögliche Krankheitsauslöser. Speziell durch das Einatmen »verdorbener Luft«, so glaubte man, werde das Blut mit »erhitzter Fäule entzündet und verdorben«.

Gegen Potenzstörungen verordneten die Ärzte betroffenen Männern selbstgebraute Liebestränke aus Taubenherz, Sperlingsleber und den Geschlechtsorganen von Schwalben. Auch getrocknete Würmer, Quecksilber, Rattenschwänze, ja sogar das Haar von Gehenkten oder das Gehirn ungetaufter Säuglinge sollten, zu einem Elixier vermischt, impotenten Patienten zu mehr Standfestigkeit verhelfen.

Gichtkranken empfahlen die ominösen Mediziner, einen Ameisenhaufen samt Bewohnern mehrere Stunden in Wasser zu kochen und anschließend in dem Sud zu baden. Haarausfall behandelten sie, indem sie das Fett eines Bären mit etwas Weizen- und Dinkelstrohasche verrieben und auf den kahlen Stellen auftrugen.

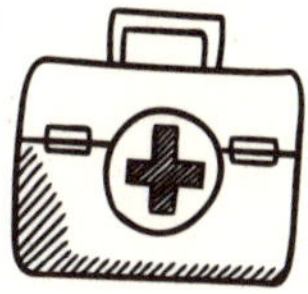

Überaus beliebt und bei fast allen Krankheiten als entscheidende Säule der Therapie angesehen war der Aderlass. Damit sollten die verdorbenen Säfte aus dem Körper des Kranken abfließen, »auf dass das Blut dadurch gereinigt werde«.

Für etliche besonders häufige Leiden gab es selbst ernannte Experten. So hatten sich etwa die »Starschneider« darauf spezialisiert, dem grauen Star, sprich der Linsentrübung im Auge, zu Leibe zu rücken. Dazu durchstachen sie die Hornhaut, löffelten die trübe Linse heraus und pressten die Gewebereste einfach ins Augeninnere hinein. Das taten sie, ebenso wie die »Bruch- und Hodenschneider«, auf Marktständen unter den Blicken einer sensationslüsternen Menge.

Ab dem späten 12. Jahrhundert breitete sich dann allmählich das Medizinwissen der Araber mit exakteren anatomischen und pathologischen Kenntnissen in den Ausbildungsstätten der mittelalterlichen Ärzte aus. So gab etwa der arabische Wundarzt Abulcasis, Verfasser eines mehrbändigen Werkes über die *chirurgia*, präzise Anleitungen zur operativen Entfernung einer Krebsgeschwulst.

Demnach sollte der Tumorkranke zuerst »zur Ader gelassen« und dabei »von seiner schwarzen Galle mehrfach gereinigt« werden. Anschließend sollte der Chirurg rings um den Tumor einen tiefen Schnitt anlegen und diesen mithilfe vorher hineingeschlagener Haken mitsamt der umgebenden Haut kraftvoll herausreißen.

Mit der Zeit wurde das medizinische Wissen umfassender, Diagnose und Therapie basierten zunehmend auf seriösen wissenschaftlichen Erkenntnissen, die Behandlungserfolge stiegen. Vor allem die Chirurgie machte erstaunliche Fortschritte. So kannten die spätmittelalterlichen Operateure bereits wirksame Verfahren zur Blutstillung, und mithilfe opiumgetränkter Schwämme ermöglichten sie es ihren bedauernswerten Opfern, die schmerzhaften Prozeduren halbwegs erträglich zu überstehen. Dabei verwendeten sie bereits Zangen, Sonden, Messer, Brennkegel, Schnapper und Spekula; Instrumente also, wie sie bis ins 18. Jahrhundert hinein die operative Praxis begleiteten. Offene Wunden vernähten sie mit Hanf, Haaren oder Tiersehnen und bedienten sich bei Darmnähten häufig einer aus Indien stammenden, reichlich kuriosen Technik, bei der sie schwarze Ameisen dazu brachten, sich mit ihren Zangen in den Schnittstellen zu verbeißen. Waren die Darmränder auf diese Weise stabil miteinander verbunden, wurden die kleinen Tierchen geköpft und die Eingeweide in die Bauchhöhle zurückgestopft.

Egal, ob reich oder arm, ob adeliges Klosterfräulein oder nobler Ritter, von altersbedingten Gebrechen blieb schon damals niemand verschont, und die mittelalterlichen Ärzte waren dagegen nach wie vor so gut wie machtlos. »Das Haupt schwindelt«, heißt es dazu in einer Augsburger Handschrift, »das Hirn sinkt, das Gedächtnis entgeht, das Herz siecht, die Brust krachet, die Länge beugt sich, die Größe schwindet, die Stärke krankt, das Antlitz dunkelt, der Atem schmeckt, die Augen rinnen, die Nase träuft, die Zähn erfaulen, die Ohren schwellen, die Zung stammlet, die Händ erzittern, die Füße sifflen, und der Alte erzürnet bald.«

Oder wie Paracelsus es treffend formulierte: »Der Mensch ist von vornherein zum Umfallen geboren.«

UNIVERSELLES HEILMITTEL DER FRÜHEN ÄRZTE: DER ADERLASS

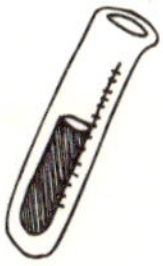

Der Aderlass, das wiederholte Ableiten größerer Mengen Blut aus dem Körper, galt bei Ärzten neben der Anwendung von Brech- und Abführmitteln nicht weniger als 2000 Jahre lang als das universelle Allheilmittel schlechthin, mit dem sie alle möglichen Krankheiten und Unpässlichkeiten behandelten. Schon der berühmte griechische Arzt Hippokrates (ca. 460–370 v. Chr.) praktizierte die Methode, überzeugt davon, durch den gezielten Blutverlust die Selbstheilungskräfte des Körpers anzuregen und irgendwelche ominösen Giftstoffe auszuleiten. Bis ins 18. Jahrhundert hinein begründete man die angebliche Wirksamkeit des Aderlasses mit der antiken und an sich längst überholten Vier-Säfte-Lehre, wonach bei einem Kranken das Gleichgewicht der Körpersäfte Blut, Schleim sowie gelbe und schwarze Galle gestört war. Zu einer gewissen Ehrenrettung der Mediziner muss allerdings angemerkt werden, dass diese noch keine Ahnung von einem geschlossenen Blutkreislauf hatten. Spätestens jedoch, als der britische Mediziner William Harvey im 17. Jahrhundert entdeckte, dass das Blut in einem geschlossenen Gefäßsystem immerzu im Kreis herum fließt, hätte mit dem Unfug eigentlich Schluss sein müssen. Denn seit damals stand ja fest, dass sich »schlechtes Blut« nicht irgendwo im Körper staute und dort vergammelte. Doch so schnell gibt man Gewohntes und seit ewigen Zeiten Praktiziertes eben nicht auf.

Aus heutiger Sicht scheint es reichlich kurios, wie Ärzte auf die Idee kommen konnten, einem todkranken Menschen auch noch literweise Blut abzuzapfen. Und man kann getrost davon ausgehen, dass sie damit so manchem ihrer Patienten den Rest gaben und ihn vom Leben in den Tod beförderten. Prominentestes Beispiel ist vielleicht George Washington, der erste US-amerikanische Präsident, dem seine Ärzte wegen einer Kehlkopfinfektion rund 1,5 Liter Blut abnahmen. Das hätte schon ein gesunder Mensch kaum unbeschadet überstanden, Washington starb daran.

Der Ordnung halber sei erwähnt, dass der Aderlass auch in unserer modernen Zeit noch nicht ausgestorben ist. Bei einigen seltenen Blutkrankheiten wie der Hämochromatose (Störung des Eisenstoffwechsels) oder der Polycythaemia vera (massive Vermehrung der roten Blutkörperchen, sodass das Blut immer mehr eindickt) wird er heute noch angewandt. Aber selbst für diese Einsatzzwecke ist die wissenschaftliche Studienlage eher bescheiden.

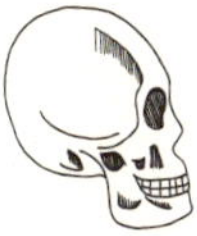

MIT TOTEN HEILEN

Man mag es kaum glauben, aber noch bis zum Ende des 18. Jahrhunderts galten speziell zubereitete Teile toter Menschen als überaus wirksame Arzneimittel. So empfahl etwa der deutsche Pharmakologe Johann Schröder zur Behandlung diverser Krankheiten den »frischen Kadaver« eines 24-jährigen Mannes, der wegen eines Delikts »gehängt, gerädert oder geköpft« werden sollte, »in kleine Stücke zu zerschneiden, mit Myrrhe und ein wenig Aloe zu besprengen, ihn einige Tage in Weingeist einzuweichen und schließlich bei heiterem Wetter an der trockenen Luft hängen zu lassen«. Danach sei das Fleisch mit Geräuchertem vergleichbar, es rieche angenehm und könne daher bedenkenlos konsumiert werden.

Derlei »Arzneimittelzubereitungen« waren speziell im 16. und 17. Jahrhundert fast genauso gebräuchlich wie Medikamente, die aus diversen Pflanzenteilen gewonnen wurden, und man konnte sie in jeder Apotheke kaufen. Das allerdings nur, wenn es nicht gerade mal wieder Lieferengpässe gab, denn zur Herstellung der diversen Präparate war man auf möglichst frische Leichen angewiesen, und die stammten in der Regel von Hingerichteten, aber auch von Bettlern und Aussätzigen, die nicht immer in ausreichender Menge zur Verfügung standen.

Die Zerstückelung von Leichen, die unter anderem von dem bereits erwähnten Arzt Paracelsus vehement befürwortet wurde, war bis in die höchsten Schichten der Gesellschaft gang und gäbe. So zahlte etwa der britische König Karl II. für eine »Rezeptur zur Verflüssigung menschlichen Gehirns« die gewaltige Summe von 60 000 Pfund und trank später fast täglich von der so gewonnenen Brühe, die unter der Bezeichnung »Des Königs Tropfen« in die Medizingeschichte eingegangen ist. Und aus Dänemark ist bekannt, dass sich dort Epileptiker, »die Tasse in der Hand«, um das Schafott drängten, um, wie es in einem zeitgenössischen Dokument heißt, »das aus dem noch zitternden Körper quellende Blut hinunterzustürzen«. Aus menschlichen Leichen gewonnenes Fett galt als probates Mittel gegen Rheuma und Arthritis, eine ominöse »Leichenpaste« half angeblich vorzüglich gegen Quetschungen, und Mönche kochten aus dem Blut von Verstorbenen sogar eine Art Marmelade, um so die dem menschlichen Organismus innewohnende »Lebenskraft« zu konservieren. Dahinter steckte die Überzeugung, allen Kreaturen sei eine bestimmte Daseinszeit gleichsam vorbestimmt und man könne deshalb bei solchen, die vor Erreichen des ihnen zugedachten Alters starben, den verbleibenden Rest auf andere Menschen übertragen. So erklärt sich auch die besondere Vorliebe für Leichen von Verbrechern, die bereits in jungen Jahren exekutiert worden waren.

Das Ganze ging so bis zum Ende des 18. Jahrhunderts, als sich die Aufklärung und damit ein mehr vom Verstand geprägtes Verhältnis zu Mensch und Natur ausbreitete. Plötzlich galt der im Namen der Medizin verübte Kannibalismus als Aberglaube und nicht mehr zeitgemäß. So schrieb etwa der englische Arzt William Black im Jahr 1782, er begrüße den Niedergang »widerlicher und bedeutungsloser Arzneien wie pulverisierter Totenschädel« ganz außerordentlich. Derlei Mittel sowie »ein Mischmasch anderen Unflats« seien Gott sei Dank aus den Apotheken verschwunden. Dabei ist es – zumindest in den westlichen Industrienationen – zum Glück bis heute geblieben.

VON DEN EIGENEN ÄRZTEN VERGIFTET: LUDWIG VAN BEETHOVEN

Fragt man jemanden, woran Beethoven gelitten hat, kommt mit Sicherheit zuallererst dessen allgemein bekannte Taubheit zur Sprache. Was ja auch nicht verwundert. Denn zumindest für den musikalischen Laien ist ganz und gar unvorstellbar, wie er geniale Sinfonien und Instrumentalkonzerte komponieren konnte, bei denen er das hochkomplexe Zusammenspiel der einzelnen Instrumente nur in Gedanken »hören« konnte.

Doch dass Beethoven bereits im Alter von 56 Jahren das Zeitliche gesegnet hat, lag natürlich nicht an seinem mangelnden Hörvermögen. Da kommen schon eher Infektionskrankheiten wie Pocken – seine Gesichtsmaske zeigt deutlich typische Narben –, Typhus und Masern in Betracht, an denen er im Lauf des Lebens litt. Aber die waren nach aktuellen wissenschaftlichen Erkenntnissen ebenso wenig die Todesursache wie ein schwerer Sturz auf den Kopf, rheumatische Beschwerden, häufiges Nasenbluten oder wiederkehrende Unterleibskrämpfe, von denen Beethovens Arzt in seinen Krankenunterlagen berichtet. Wahrscheinlicher ist da schon, dass eine alkoholbedingte Leberzirrhose seiner angeschlagenen Gesundheit den Rest gegeben hat. Denn Bier, Wein und sicher auch Hochprozentiges konsumierte der Spross einer Alkoholikerfamilie nachweislich in großen Mengen. Schon im zarten Alter von elf Jahren hielt er sich gern und häufig im Wirtshaus auf, einem Ort, dem er bis zu seinem Tod die Treue hielt. Es gibt sogar nicht wenige Experten, die den exzessiven Alkoholkonsum für seine Schwerhörigkeit verantwortlich machen.

Doch die eigentliche Todesursache war wohl eine Bleivergiftung. Das ist jedenfalls das Ergebnis einer Haaruntersuchung US-amerikanischer Wissenschaftler, die eine hundertfach über dem Normalwert liegende Bleikonzentration ergab. Doch wie war das Blei in Beethovens Körper gelangt? Lange hat man auch dafür den vielen, bevorzugt süßen Wein verantwortlich gemacht, der damals von Winzern häufig mit Bleizucker versetzt wurde. Doch aus Beethovens persönlichen Aufzeichnungen – seit er taub war, verständigte er sich mit seiner Umwelt nur noch schriftlich, und viele seiner Notizen sind erhalten geblieben – geht hervor, dass es wohl sein Arzt war, der ihn systematisch vergiftet hat. Denn der behandelte eine Lungenentzündung, die der Komponist sich bei einer regnerischen Kutschfahrt zugezogen hatte, mit Bleisalzen, die seinerzeit als schleimlösend galten. Das hätte ein gesunder Körper vielleicht noch ausgehalten, doch Beethovens von Narben durchsetzte Leber war mit dem Blei überfordert. In der Folge sammelten sich in seinem Bauchraum große Mengen Flüssigkeit – man nennt diese Folge einer Leberzirrhose »Bauchwassersucht« oder »Aszites« –, die der Arzt abließ, indem er Löcher in die Bauchdecke bohrte. Derlei Körperöffnungen verschloss man seinerzeit mit klebrigen, ebenfalls Blei enthaltenden Pasten, denen man eine keimtötende Wirkung zuschrieb. Antibiotika gab es damals ja noch nicht. So hat wohl letztlich der Alkohol Beethovens Leber ruiniert, die sodann nicht mehr in der Lage war, das viele in wohlmeinender Absicht zugeführte Blei zu entgiften. Trunksucht und Blei – eine fatale Kombination!

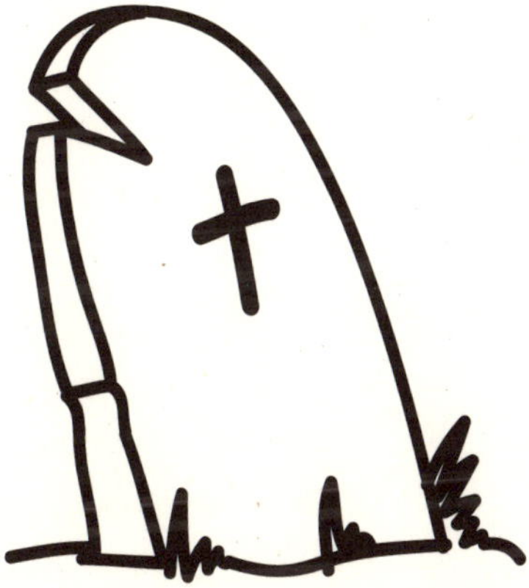

Ärzte sind auch nur Menschen

KURIOSES UND UNTERHALTSAMES ÜBER DIE GÖTTER IN WEISS

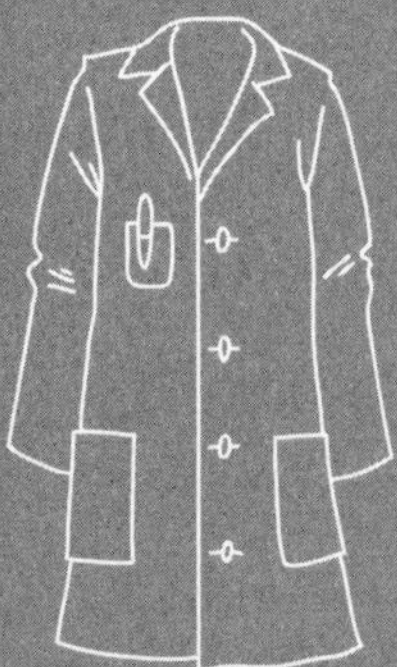

»Die Natur ist der allerbeste Arzt, denn drei Viertel aller Krankheiten vermag sie zu heilen – und sagt nie ein böses Wort über ihre Kollegen.«

Galen
(griechischer Arzt und Naturforscher, ca. 129–216)

NOMEN EST OMEN

Ob manche Mediziner deswegen eine bestimmte Facharztrichtung gewählt haben, weil sie so schön zu ihrem Namen passt, oder ob es sich um bloßen Zufall handelt, wissen nur sie selbst. Fest steht, dass manche Kombinationen aus Name und Berufsbezeichnung nicht nur ihre Patienten schmunzeln lassen.

Unter anderem fanden und finden sich in den Ärzteverzeichnissen deutscher Telefonbücher folgende Einträge:

- Allgemeinmediziner: Dr. Arzt, Dr. Eiter, Dr. Fieber, Dr. Knochenbrecher, Dr. Pein
- Augenärzte: Dr. Blind, Dr. Hell, Dr. Lux, Dr. Schiele
- Chirurgen: Dr. Aufschnaiter, Dr. Fleischer, Dr. Grausam, Dr. Ungeheuer
- Frauenärzte: Dr. Bläser, Dr. Frauenrath, Dr. Liebe, Dr. Loch, Dr. Mößler, Dr. Röhre
- Hautärzte: Dr. Kratzig, Dr. Schweiß, Dr. Wundt
- Internisten: Dr. Bauch, Dr. Hartleib, Dr. Krebs, Dr. Todt
- Kinderärzte: Dr. Böse, Dr. Lieb, Dr. Neugeboren, Dr. Nothjunge, Dr. Virus
- Orthopäden: Dr. Fuß, Dr. Krummbein, Dr. Kuhfuß
- Pathologen: Dr. v. Hinüber, Dr. Klinge
- Psychiater: Dr. Fasel, Dr. Sorgenfrei, Dr. Spinner, Dr. Tröstl
- Urologen: Dr. Rüssel, Dr. Sackmann, Dr. Schiffer, Dr. Schimmel, Dr. Wasserfuhr

- Zahnärzte: Dr. Beißer, Dr. Goldlücke, Dr. Karius, Dr. Lochmann, Dr. Maul, Dr. Zange
- Tierärzte: Dr. Fettköter, Dr. Hammel, Dr. Huhn, Dr. Katzenbeißer

Ihre Nomen-est-Omen-Chance haben dagegen unwiederbringlich vertan:

- Dr. Windel: kein Kinderarzt, sondern Internist
- Dr. Kitzler: kein Frauen-, sondern Kinderarzt
- Dr. Wurzel: kein Zahn-, sondern Hautarzt
- Dr. Gutöhrle: kein HNO-, sondern Allgemeinarzt
- Dr. Strahl: kein Urologe, sondern Kinderarzt
- Dr. Galle: kein Internist, sondern Frauenarzt

TEURER RAT

Im Nachlass von Hermann Boerhaave (1668–1738), einem niederländischen Arzt, der die europäische Medizin jahrzehntelang maßgeblich beeinflusst hat, fand man ein sorgfältig verpacktes und versiegeltes Paket mit der Aufschrift »Die einzigen und tiefsten Geheimnisse der Arzneikunst«. Fest überzeugt, ein überaus wertvolles Werk der Heilkunde zu erwerben, bezahlte ein Sammler bei einer Auktion von Boerhaaves Hinterlassenschaft dafür die stolze Summe von 10 000 Gulden. Doch als er seinen vermeintlichen Schatz zu Hause in fiebriger Hast öffnete, fand er im letzten von zahlreichen ineinander verschachtelten

Päckchen nur ein einziges beschriebenes Blatt Papier. Und darauf stand: »HALTE DEN KOPF KALT, DIE FÜSSE WARM UND LEBE REGELMÄSSIG – SO KANNST DU ALLER ÄRZTE SPOTTEN.«

ÜBERDOSIS

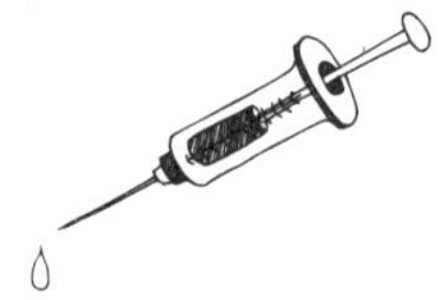

Der bedeutende Arzt Rudolf Virchow (1821–1902), der an der Berliner Charité arbeitete und lehrte, fragte einmal einen Studenten, wie viel Morphium er bei einer Nierenkolik geben würde. Als der junge Mann zögernd antwortete: »Etwa fünf Gramm«, nickte Virchow bedächtig und meinte dann: »Und was machen Sie anschließend mit der Leiche?«

KONSEQUENT

Der angesehene Pariser Arzt Guillaume Dupuytren (1777–1835) wurde von einem Freund gefragt: »Stimmt es, dass einer deiner Patienten, den du wegen eines Herzleidens behandelt hast, gestern an einem Leberleiden gestorben ist?« »Unsinn!«, wies ihn Dupuytren zurecht. »Wenn ich einen Patienten wegen eines Herzleidens behandle, dann stirbt er auch an einem Herzleiden!«

ALLES UNSINN

Zu Emil von Behring (1854–1917), dem Entdecker der Diphtherie-Schutzimpfung, kam einst ein junger Mediziner, der bei ihm arbeiten und von ihm lernen wollte. Behring gab ihm folgenden Rat: »Wenn Sie die Absicht haben, etwas zu leisten, dann vergessen Sie so ziemlich alles, was Sie bisher gelernt haben, denn das ist fast alles Unsinn. Behalten Sie auch nicht zu viel aus den Büchern im Gedächtnis, denn das meiste darin ist ebenfalls Unfug. Wenn Sie allerdings rasch vorankommen wollen, dann müssen Sie sich dazu entschließen, den ganzen Unsinn zu akzeptieren und mitzumachen – dann aber bitte nicht bei mir.«

ALLES SCHON DA GEWESEN

Einer der vielen bekannten Mediziner, die an der Berliner Charité arbeiteten und lehrten, war der Pathologe Otto Lubarsch (1860–1933). Der begrüßte seine – damals praktisch ausschließlich männlichen – Studenten in jedem neuen Semester mit den Worten: »Meine Herren, ich heiße Lubarsch. Sämtliche dazu passenden Witze können Sie sich getrost schenken. Die sind alle schon einmal gemacht worden.«

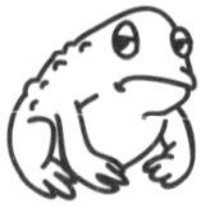

FROSCH IM MAGEN

Der berühmte Mediziner Armand Trousseau (1801–1867), der sich vor allem durch seine Forschungen über die Erkrankungen der oberen Luftwege einen Namen gemacht hat, musste einmal eine hysterische Frau behandeln, die ihm allen Ernstes berichtete, sie habe beim Baden in einem See aus Versehen einen Frosch verschluckt. Seitdem sei ihr schrecklich übel und sie müsse ständig erbrechen. Trousseau, der der Frau kein Wort glaubte, dachte lange darüber nach, wie er ihr die fixe Idee austreiben könnte, und kam schließlich auf die Idee, an einem nahen Tümpel einen Frosch zu fangen und ihn zu seinem nächsten Besuch bei der Patientin mitzubringen. Dabei verabreichte er ihr ein starkes Brechmittel, fing das Erbrochene auf und steckte heimlich den kleinen Frosch hinein. Als die Frau sich, noch immer heulend und keuchend, halbwegs von ihrem Brechanfall erholt hatte, fischte er das Tier heraus und erklärte, scheinbar höchst beglückt: »Da haben wir ja den Übeltäter. Jetzt werden Sie schnell gesund werden.«

Doch die Frau wollte sich nicht so einfach von ihrer Krankheit trennen und fragte ängstlich: »Aber was ist, wenn der Frosch vor dem Erbrechen in meinem Magen abgelaicht hat?«

Trousseau lächelte. »Keine Sorge, Madame, das ist vollkommen ausgeschlossen. Der Frosch ist nämlich ein Männchen.«

URSACHE UND WIRKUNG

Der weltberühmte Bakteriologe und Entdecker der Tuberkulose, Robert Koch (1843–1910), war dafür bekannt, in seine Vorlesungen immer wieder heitere Geschichten und witzige Bemerkungen einzuflechten. So fragte er einmal seine Studenten: »Können Sie mir ein Beispiel nennen, bei dem die Ursache einer Krankheit der Krankheit folgt?«

Die Studenten schüttelten die Köpfe. Allenthalben ratloses Schweigen.

»Nun, meine Herren«, löste Koch das Rätsel auf, »das ist doch ganz einfach: Wenn der Arzt hinter dem Sarg seines Patienten hergeht.«

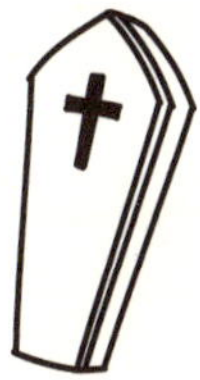

SPITZZÜNGIGE PRÜFER

Max von Pettenkofer (1818–1901), seit 1865 Professor der Hygiene in München, hatte unter den Medizinstudenten den Ruf, ein wohlmeinender und nachsichtiger Prüfer zu sein. Offenbar zu Recht, denn einen Kandidaten ließ er mit den Worten bestehen: »Lieber Herr Doktor, ich gratuliere Ihnen herzlich. Aber eröffnen Sie Ihre Praxis bitte nicht hier in München. Hier ist die Sterblichkeit sowieso schon erschreckend hoch.«

Dagegen war der berühmte Arzt Rudolf Virchow (1821–1902) in Bezug auf Prüfungen als weniger gutmütig bekannt. Als ein Kandidat die Frage nach der Dosierung eines Abführmittels mit

»Einen Esslöffel voll« beantwortete, erwiderte Virchow mit strengem Blick: »Danke. Das genügt für Ihren Durchfall.«

KLEINER UNTERSCHIED

Der bekannte Chirurg Ferdinand Sauerbruch (1875–1951) lebte in Breslau zur Untermiete bei einer Frau, die ein Kind mit verschlossenem Darmausgang zur Welt brachte. Der junge Arzt wurde gebeten, das Übel zu beheben, und als man ihn nachher fragte, ob der Eingriff schwierig gewesen sei, meinte er: »Schwierig trifft die Sache nur unzureichend, ich würde eher sagen schmierig.«

Hauptsache unverständlich

MEDIZINISCHE FACHTERMINOLGIE

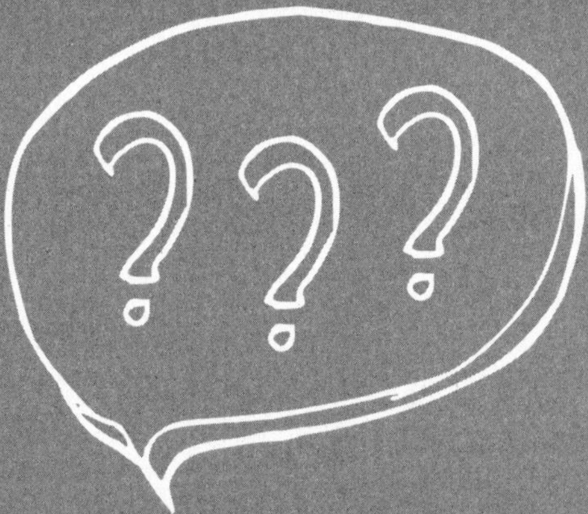

»Die Ärzte glauben, ihrem Patienten sehr viel genützt zu haben, wenn sie seiner Krankheit einen Namen geben.«

Immanuel Kant
(deutscher Philosoph, 1724–1804)

MEDIZINISCHE ZUNGENBRECHER

Es gibt diverse Arten von Brüchen: Eingeweidebrüche wie Leistenbruch, Nabelbruch oder Zwerchfellbruch ebenso wie zahlreiche unterschiedliche Knochenbrüche. Ja, Urologen kennen sogar einen Penisbruch. Was es dagegen definitiv nicht gibt, ist ein Zungenbruch. Sehr wohl aber Zungenbrecher. Die finden sich gerade in der medizinischen Fachsprache in Hülle und Fülle.

Nachfolgend ein paar Beispiele. Wenn Sie es schaffen, alle zehn fehlerfrei auszusprechen, sind Sie für den Arztberuf geradezu prädestiniert.

Damit Sie die komplizierten Bezeichnungen korrekt aussprechen, sind die betonten Silben unterstrichen.

- Cholangiophytiasis: Ansammlung pflanzlicher Bestandteile im Gallengang (Aussprache: Chol-angio-füti-asis)
- Choledochojejunostomie: operative Verbindung zwischen Gallengang und Dünndarm (Aussprache: Chole-docho-jeju-no-stomie)
- Chorioideasklerose: Verhärtung der Aderhaut im Auge (Aussprache: Chorio-idea-sklerose)
- Ductus epididymidis: Samenleiter (Aussprache: Ductus epi-didü-midis)
- Hyperaminoazidurie: gesteigerte Ausscheidung von Aminosäuren mit dem Urin (Aussprache: Hüper-amino-azid-urie)
- Musculus pterygoideus: Kaumuskel (Aussprache: Musculus pterigo-ideus)

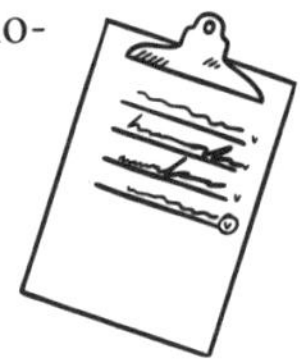

- Nephroureterektomie: operative Entfernung einer Niere samt Harnleiter (Aussprache: Nefro-ureter-ektomie)
- Ophthalmophthisis: Schrumpfung des Augapfels (Aussprache: Oftalmo-ftisis)
- Pharyngokonjunktivalfieber: virusbedingte kombinierte Rachen- und Bindehautentzündung (Aussprache: Faringo-konjunktival-fieber)
- Pseudohypoparathyreoidismus: fehlendes Ansprechen auf das Hormon der Nebenschilddrüsen (Aussprache: Pseudo-hüpo-para-türeoi-dismus)

Doch es geht noch komplizierter. Den Fachausdruck »endoskopische retrograde Cholangiopankreatikographie« bekommen selbst versierte Mediziner kaum fehlerfrei über die Lippen, weswegen praktisch ausschließlich die Abkürzung ERCP verwendet wird. Übersetzt bedeutet der Begriff in etwa »Darstellung der Gallengänge, der Gallenblase und der Gänge der Bauchspeicheldrüse mit Hilfe eines Endoskops«. Wobei man unter einem Endoskop ein technisches Gerät zur Untersuchung des Körperinneren versteht.

JEDE MENGE -LOGIEN

Der Wortbestandteil »-logie« leitet sich vom griechischen *logos* für »Wort«, »Sinn« oder »Vernunft« ab und bedeutet so viel wie »Lehre«. Bekannte Beispiele sind etwa »Biologie«, die Lehre vom

Lebendigen, oder »Gynäkologie«, die Lehre von den Frauenkrankheiten. Einigermaßen geläufig sind daneben auch die »Physiologie«, die Lehre von den normalen Körpervorgängen, während sich die »Pathologie« mit den Abläufen bei den diversen Krankheiten beschäftigt.

Doch es gibt speziell in der medizinischen Terminologie (!) noch etliche weitere »logien«, die weit weniger geläufig sind. Nachfolgend eine kleine Auswahl:

- Algesiologie: Lehre von der Schmerzbehandlung
- Chasmologie: Lehre vom Gähnen
- Gelotologie: Lehre vom Lachen
- Gerontologie: Lehre vom Alter
- Hämatologie: Lehre vom Blut
- Hepatologie: Lehre von der Leber
- Histologie: Lehre vom Feinbau der Gewebe
- Hypnologie: Lehre vom Schlaf
- Koprologie: Lehre von den Exkrementen
- Oneirologie: Lehre von der Traumdeutung
- Onkologie: Lehre von den bösartigen Tumoren
- Phlebologie: Lehre von den Venen
- Teratologie: Lehre von den körperlichen Fehlbildungen
- Traumatologie: Lehre von den Verletzungen
- Trophologie: Lehre von der Ernährung

FACHMEDIZINISCH FÜR ANGEBER

Für viele körperliche Leiden gibt es höchst anschauliche volkstümliche Begriffe, zum Beispiel »Hexenschuss« für plötzlich einschießende Rückenschmerzen, »Grützbeutel« für flüssigkeitsgefüllte Hohlräume unter der Haut und »Knutschflecken« für durch Saugen am Hals entstandene blaue Flecken. Doch warum soll man sich immer so banal ausdrücken? Warum nicht einmal ein bisschen vornehmer? So könnte man anstelle von Hexenschuss »Lumbago« sagen, den Grützbeutel medizinisch korrekt als »Atherom« bezeichnen oder die verliebte Tochter fragen, wo die »hypobaren Sugillationen« an ihrem Hals herrühren.

Probieren Sie es doch mal mit einem der nachfolgenden Begriffe (die betonte Silbe ist jeweils unterstrichen).

- Blähungen: Flatulenz
- blauer Fleck: Hämatom
- Durchfall: Diarrhö
- Fettleibigkeit: Adipositas, Obesitas
- Hängebusen: Mastoptose
- Hühnerauge: Clavus
- Knollennase: Rhinophym
- Krampfadern: Varizen
- Kropf: Struma
- Mitesser: Komedonen
- Mundgeruch: Foetor ex ore, Halitosis
- Muttermal: Nävus
- Plattfuß: Pes planus

- Rülpsen: Ruktus
- Schielen: Strabismus
- Schlafwandeln: Somnambulismus
- Schlaganfall: Apoplex
- Schluckauf: Singultus
- Schweißfüße: Hyperhydrosis pedis
- Sodbrennen: Pyrosis
- Stuhlgang: Defäkation
- Vergiftung: Intoxikation
- Verrenkung: Luxation
- Verstopfung: Obstipation
- Zähneknirschen: Bruxismus
- Zittern: Tremor

VERWIRRENDE ABKÜRZUNGEN

Ein ärztliches Attest oder einen Arztbrief zu verstehen, ist nicht nur wegen der zahlreichen zum Teil höchst komplizierten Fachausdrücke schwierig, sondern auch wegen der Vielzahl der verwendeten Abkürzungen. Zumal diese oft auch wieder für einen kryptischen medizinischen Begriff stehen. Richtig gemein sind vor allem Abkürzungen, die in einem ärztlichen Schreiben etwas ganz anderes als das aus der Alltagssprache Gewohnte bedeuten. Hier ein paar tückische Beispiele:

- AA bedeutet nicht »kindliche Ausscheidung«, sondern »absolute Arryhtmie«, eine Herzrhythmusstörung.

- AB bedeutet nicht »Anrufbeantworter«, sondern »Antibiotika«.
- AZ bedeutet nicht »Aktenzeichen«, sondern »Allgemeinzustand«.
- EZ bedeutet nicht »Einzelzimmer«, sondern »Ernährungszustand«.
- KG bedeutet nicht »Kommanditgesellschaft«, sondern »Körpergewicht«.
- MG bedeutet nicht »Maschinengewehr«, sondern »Molekulargewicht«.
- SW bedeutet nicht »Südwest«, sondern »Sakralwirbel«.
- TEE bedeutet nicht »Transeuropa Express«, sondern »transösophageale Echokardiographie«, eine Herz-Ultraschalluntersuchung über die Speiseöhre.
- US bedeutet nicht »Vereinigte Staaten«, sondern »Unterschenkel«.
- VHF bedeutet nicht »Ultrakurzwelle« (»Very High-Frequency«), sondern »Vorhofflimmern«.
- WS bedeutet nicht »Wintersemester«, sondern »Wirbelsäule«.

BRÜCKEN FÜR MEDIZINISCHE ESEL

Gibt man einem Psychologie- und einem Medizinstudenten je ein Telefonbuch in die Hand, fragt der Psychologe: »Warum gibst du mir das?« Ganz anders der Mediziner. Er seufzt und erkundigt sich: »Bis wann muss ich das auswendig können?«

Das ist natürlich ein Witz, an dem aber – wie an den meisten Witzen – durchaus etwas Wahres dran ist. Denn während des Medizinstudiums muss sich die angehende Ärztin oder der angehende Arzt tatsächlich Unmengen von Fakten einprägen. Allein in der Anatomie sind es rund 7000 – zum Teil reichlich komplizierte – Begriffe, die zu lernen sind, und Anatomie ist nur eines von vielen Fächern. Kein Wunder daher, dass Eselsbrücken, mit deren Hilfe man viele Dinge einfacher und vor allem nachhaltiger in den Kopf bekommt, überaus beliebt sind. Hier sind ein paar davon (M.: Musculus, Mm.: Musculi, N.: Nervus).

So prägt man sich die Muskeln ein, die an der Einatmung beteiligt sind:

Die äußeren Sterne singen selten mit Pep und Erotik.

Die:	Diaphragma
äußeren:	Mm. intercostales externi
Sterne:	M. sternocleidomastoideus
singen:	Mm. scaleni
selten:	Mm. serrati
mit Pep:	Mm. pectorales
und Erotik:	M. erector spinae

Und so die zwölf Hirnnerven (Nerven, die direkt vom Gehirn ausgehen und nicht den Umweg über das Rückenmark nehmen):

Onkel **O**tto **o**periert **t**ag-**t**äglich, **a**ber **f**reitags **v**ertritt er **g**erne **v**iele **a**lte **H**ebammen.

1. Onkel: N. olfactorius
2. Otto: N. opticus
3. operiert: N. oculomotorius
4. tag-: N. trochlearis
5. -täglich: N. trigeminus
6. aber: N. abducens
7. freitags: N. facialis
8. vertritt er: N. vestibulocochlearis
9. gerne: N. glossopharyngeus
10. viele: N. vagus
11. alte: N. accessorius
12. Hebammen: N. hypoglossus

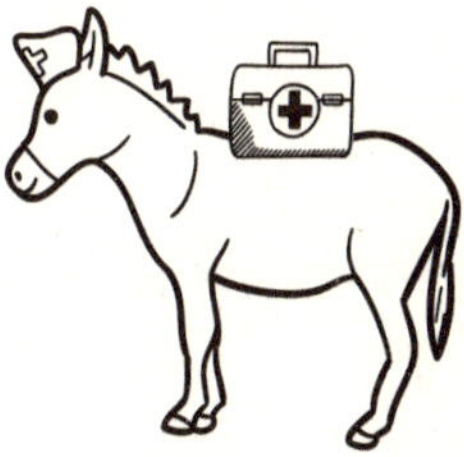

Wobei nicht verschwiegen werden soll, dass es auch eine drastischere Variante gibt (die Medizinstudenten wahrscheinlich bevorzugen):

Onkel **O**tto **o**naniert **t**ag-**t**äglich, **a**ber **f**reitags **v**ögelt er **g**ern **v**iele **a**lte **H**uren.

Auch die Handwurzelknochen wollen gelernt sein. Leichter geht das mit folgendem Spruch:

Es fuhr ein Kahn im Mondenschein im Dreieck um das Erbsenbein, Vieleck groß, Vieleck klein, der Kopf, der muss am Haken sein.

Es fuhr ein Kahn: Os scaphoideum
im Mondenschein: Os lunatum
im Dreieck: Os triquetrum

um das Erbsenbein:	Os pisiforme
Vieleck groß:	Os trapezium
Vieleck klein:	Os trapezoideum
der Kopf:	Os capitatum
der muss am Haken sein.	Os hamatum

Wer es lieber englisch mag, kann sich die Anfangsbuchstaben der Handwurzelknochen auch mit folgendem Spruch einprägen:

Some **l**overs **tr**y **p**ositions **t**hat **t**hey **c**annot **h**andle.

Und wie merkt man sich die einzelnen Komponenten der Erregungsleitung am Herzen? Auch dafür gibt es einen beliebten Merkspruch:

Sibylle **a**us **V**erden **h**at **ta**usend **Pu**steln.

Sibylle:	Sinus-Knoten
aus **V**erden:	AV-Knoten
hat:	His-Bündel
tausend:	Tawara-Schenkel
Pusteln:	Purkinje-Fasern

Zum Schluss noch die vielleicht bekannteste Eselsbrücke, mit der man sich leicht einprägen kann, welche Vitamine sich in Fett lösen. Das sind nämlich genau vier, und zwar E, D, K, A.

Da drängt sich das Wort EDEKA geradezu auf. Pech hat jedoch, wem in der Aufregung einer Prüfung nur noch einfällt, dass es irgendein Supermarkt war: REWE, SPAR, ALDI, LIDL?

ALLERLEI MANIEN

Unter einer »Manie« versteht man eine Art Wahn- oder Zwangsvorstellung, die den Betroffenen zu den merkwürdigsten Handlungen veranlasst. So wie etwa die nachfolgenden:

- Algomanie: zwanghaftes Verlangen, sich selbst wehzutun
- Arithmomanie: Sucht, alles zu zählen
- Choreomanie: extreme Tanzwut
- Dipsomanie: periodisch auftretende Trunksucht
- Doromanie: starkes Bedürfnis, etwas zu verschenken
- Erotomanie: Manns- bzw. Weibstollheit
- Megalomanie: Größenwahn
- Mythomanie: zwanghaftes Verlangen, ständig zu lügen
- Oniomanie: zwanghafte Kaufsucht
- Phonomanie: ausgeprägtes Verlangen, zu töten
- Pyromanie: heftiges Verlangen, Brände zu legen
- Rhinotillexomanie: intensives Bedürfnis, in der Nase zu bohren
- Sitiomanie: zwanghafte Esssucht
- Trichotillomanie: zwanghafte Sucht, sich Haare auszureißen

WOVOR MAN ALLES ANGST HABEN KANN

Es sind gar nicht so wenige Menschen, denen der Schweiß ausbricht, kaum haben sie einen engen, geschlossenen Raum, etwa eine Aufzugskabine, betreten. Sie fangen an, hektisch zu atmen und am ganzen Körper zu zittern. Umgangssprachlich ist dabei von »Platzangst« die Rede. Doch das ist nicht ganz korrekt. Denn Platzangst – der Mediziner spricht von »Agoraphobie« – ist die geradezu unüberwindbare Furcht, große Plätze zu überqueren. Dagegen lautet der Fachausdruck für die Aufzugskabinen-Panik »Klaustrophobie«, im Deutschen bisweilen als »Raumangst« bezeichnet.

Doch es gibt noch eine ganze Menge Dinge mehr, vor denen sich manche Zeitgenossen fürchten. So breitet sich vor allem unter jüngeren Menschen immer mehr die Angst aus, kein Mobiltelefon dabeizuhaben und deshalb nicht ständig und überall erreichbar zu sein oder das Internet nutzen zu können. Der Ausdruck, der sich dafür eingebürgert hat, leitet sich vom englischen *no mobile phone phobia* ab und lautet kurz »Nomophobie«.

Es ließen sich noch mehr als 60 weitere, zum Teil reichlich skurril anmutende Phobien nennen, von denen jede eine eigene medizinische Bezeichnung hat. Doch beschränken wir uns auf einige wenige:

! Ailurophobie: Angst vor Katzen
! Aphesphosmophobie: Angst, berührt zu werden
! Arachibutyrophobie: Angst davor, dass Erdnussbutter im Hals stecken bleiben könnte
! Coitophobie: Angst vor dem Geschlechtsverkehr
! Gynäkophobie: Angst vor Frauen
! Medecophobie: Angst, eine Erektion könnte an der Ausbeulung der Hose erkennbar sein

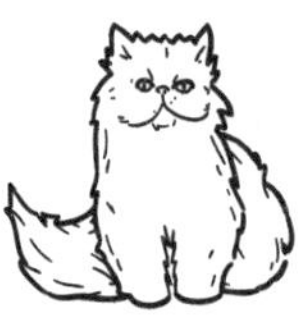

- ! Ophthalmophobie: Angst, angestarrt zu werden
- ! Philematophobie: Angst vor dem Küssen
- ! Phobophobie: Angst, Angst zu bekommen
- ! Rhytidophobie: Angst, Falten zu bekommen
- ! Taphephobie: Angst, lebendig begraben zu werden
- ! Tetraphobie: Angst vor der 4 (in Ostasien weit verbreitet)
- ! Triskaidekaphobie: Angst vor der 13
- ! Trypanophobie: Angst vor Spritzen

Doch Vorsicht! Sprechen Sie all diese komplizierten Begriffe nur aus, wenn es unbedingt sein muss. Sonst könnte sich Ihre nicht unberechtigte Befürchtung, sich dabei die Zunge zu verknoten, früher oder später ebenfalls zu einem quälenden Angstzustand ausweiten. Die Rede ist von der »Hellenologophobie«, der krankhaften Furcht vor griechischen Wörtern, speziell Fachausdrücken.

DOCH ES GIBT AUCH DAS GEGENTEIL ...

... nämlich zum Teil geradezu skurrile Vorlieben, vor allem auf dem Gebiet der Sexualität. Die medizinischen Fachausdrücke dafür enden auf -philie (von Griechisch *philia*: Freundschaft, Liebe). Vielleicht kennen Sie das ja noch aus dem Biologie- oder Chemieunterricht: »Hydrophil« bedeutet »Wasser anziehend« oder schlicht »wasserlöslich«, während »hydrophob« das Gegenteil, also die Nichtlöslichkeit einer Substanz in Wasser, bezeichnet.

Hier einige ganz spezielle -philien:

- ⚠ Algophilie: sexueller Lustgewinn durch das Erleiden von Schmerzen
- ⚠ Amputophilie: sexuelles Interesse für Menschen mit fehlenden Gliedmaßen
- ⚠ Asphyxiophilie: Steigerung der sexuellen Erregung durch mehr oder minder starke Selbststrangulation
- ⚠ Emetophilie: Erhöhung der sexuellen Lust durch Erbrechen
- ⚠ Exkrementophilie: sexueller Lustgewinn durch menschliche Ausscheidungen
- ⚠ Gerontophilie: krankhaftes sexuelles Interesse an alten Menschen
- ⚠ Klismaphilie: sexuelle Vorliebe für Einläufe
- ⚠ Nekrophilie: sexuelle Neigung zu toten Geschlechtspartnern
- ⚠ Pädophilie: starkes sexuelles Interesse für kleine Kinder
- ⚠ Podophilie: sexuelle Vorliebe für Füße
- ⚠ Salirophilie: sexueller Lustgewinn durch Beschmieren des Partners mit Schleim oder Schlamm

VORNEHM AUSGEDRÜCKT

Natürlich kann man einem unangenehmen Gesprächspartner Schimpfwörter, Flüche und andere unanständige Äußerungen grob an den Kopf werfen. Viel vornehmer und weniger beleidigend klingt das Ganze jedoch, wenn man sich dabei der medizinischen Fachterminologie bedient. Hier ein paar Beispiele:

! Armleuchter!	Brachioluminator!
! Arschloch!	Analforamen!
! Das geht mir am Arsch vorbei!	Das tangiert mich paraanal!
! Du kriegst den Arsch nicht hoch!	Du bist glutaealimpotent!
! Giftzwerg!	Nanotoxiker!
! Kotzbrocken!	Partialvomitus!
! Lahmarsch!	Glutaealparalytiker!
! Quatschkopf!	Oralinkontinenzler!
! Scheiße aussehen	Faekal anmuten
! Scheißegal	Faekalequilibriert
! Schlappschwanz!	Penisastheniker!
! Schleimscheißer!	Mukodefäkator!
! Unter aller Sau	Total subsuidal
! Fettsack!	Adipöses Scrotum!

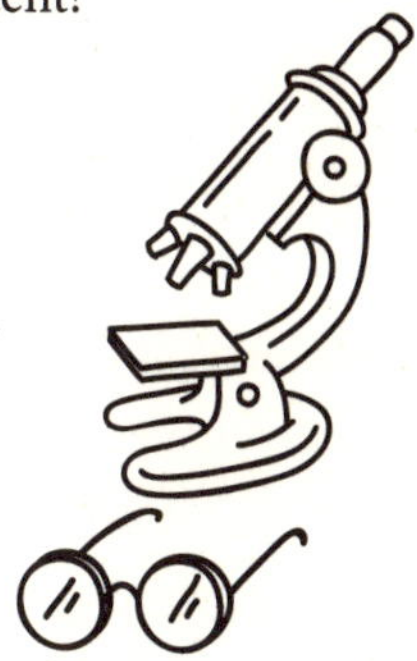

ÜBERALL HÄUTE UND FELLE

Man glaubt gar nicht, wie viele unterschiedliche Häute es in unserem Körper gibt. Hier eine alphabetische Auflistung der wichtigsten (ohne Berücksichtigung der äußeren Häute wie Kopf-, Bauch-, Beinhaut etc.)

- ✓ Aderhaut: zwischen Leder- und Netzhaut im Auge

- ✓ Bindehaut: innen am Augenlid und um die Hornhaut herum
- ✓ Herzinnenhaut: innere Auskleidung der Herzvorhöfe und -kammern
- ✓ Hirnhaut: zwischen Schädelknochen und Gehirn

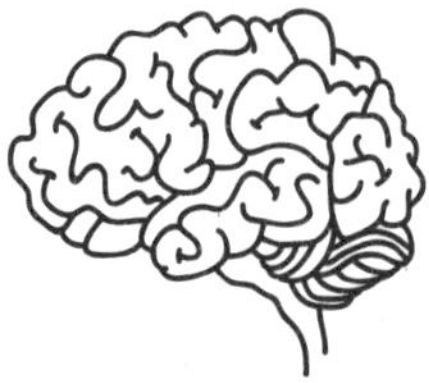

- ✓ Hornhaut: ganz vorne am Auge, aber auch an Fingern und Zehen
- ✓ Jungfernhaut: am Eingang der weiblichen Scheide
- ✓ Knochenhaut: um die Knochen herum
- ✓ Lederhaut: mittlere Schicht der äußeren Haut sowie der Augenhöhle anliegende Haut im Auge
- ✓ Nagelhaut: an Finger- und Zehennägeln
- ✓ Netzhaut: im Auge (auf Leder- und Aderhaut)
- ✓ Regenbogenhaut: im Auge um die Pupille herum
- ✓ Schleimhaut: an diversen Körperöffnungen und im Inneren von Organen
- ✓ Unterhaut: untere Schicht der äußeren Haut
- ✓ Vorhaut: vorne am Penis
- ✓ Wurzelhaut: um die im Knochen steckenden Zähne herum

Merkwürdigerweise werden drei Häute jedoch anders, nämlich als Felle, bezeichnet. Das gilt für:

- ✓ das Bauchfell: es kleidet den Bauchraum aus
- ✓ das Brustfell: es kleidet als Brustfell den Brustraum aus und überzieht als Lungenfell die Lunge
- ✓ das Trommelfell: es trennt das äußere Ohr vom Mittelohr

Am kuriosesten ist jedoch die Bezeichnung der anatomischen Struktur, die den Brust- vom Bauchraum trennt. Obwohl es sich dabei eindeutig um einen Muskel und nicht um eine Haut handelt, heißt sie »Zwerchfell«. Wie alle Sprachen ist eben auch die anatomische oft alles andere als logisch.

MEDIZINISCHE MYTHOLOGIE

Seit jeher lassen sich die Menschen von den – größtenteils griechischen – Göttern und Helden des Altertums beeindrucken. Kein Wunder daher, dass die Namen der antiken Berühmtheiten auch in die medizinische Fachsprache Eingang gefunden haben. Wobei der Zusammenhang zwischen dem Namensgeber und dem nach ihm benannten Terminus bisweilen alles andere als leicht nachzuvollziehen ist. Aber urteilen Sie selbst:

- Achillessehne (Sehne des dreiköpfigen Wadenmuskels) nach Achilles, dem jugendlichen Helden in Homers *Ilias*
- Aphrodisiakum (Mittel zur Steigerung der Libido) nach Aphrodite, der griechischen Göttin der Liebe
- Arachnoidea (Teil der Hirnhäute) nach Arachne, dem griechischen Wort für »Spinne«, das zugleich der Name einer berühmten antiken Teppichweberin war
- Atlas (erster Halswirbel) nach Atlas, einem Riesen der griechischen Mythologie, der das komplette Himmelsgewölbe trug
- Atropin (das vegetative Nervensystem beeinflussendes Me-

dikament) nach Atropos, einer griechischen Schicksalsgöttin

- Sectio caesarea (Kaiserschnitt) nach Gaius Julius Caesar, dem berühmten römischen Feldherrn und Staatsmann
- Hermaphrodit (Zwitter) nach Hermaphroditos, einem zweigeschlechtlichen Mischwesen der griechisch-römischen Mythologie
- Hygiene (Lehre von der Verhütung der Krankheiten und der Erhaltung, Förderung und Festigung der Gesundheit) nach Hygieia, der griechischen Göttin der Gesundheit
- Hymen (»Jungfernhäutchen«) nach Hymen, der griechischen Gottheit der Hochzeit und Ehe
- Hypnotikum (Schlafmittel) nach Hypnos, dem griechischen Gott des Schlafes
- Iris (Regenbogenhaut des Auges) nach Iris, der griechischen Götterbotin, die den Regenbogen als Verbindung zwischen Himmel und Erde verkörpert
- Morphium (starkes Schmerzmittel) nach Morpheus, dem Sohn des Schlafgottes Hypnos in der griechischen Mythologie
- Narzissmus (Selbstverliebtheit) nach Narcissus beziehungsweise Narkissos, einem hinreißend schönen Jüngling der römisch-griechischen Mythologie
- Ödipus-Komplex (sexuelles Verlangen eines Sohnes nach seiner Mutter) nach Ödipus, dem mythischen König von Theben
- Onanie (sexuelle Selbstbefriedigung) nach Onan, einer Ge-

stalt des Alten Testaments, der mit der Witwe seines Bruders eigentlich nur einen Coitus interruptus praktizierte

- Phobie (krankhafte Angst) nach Phobos, einem Sohn des griechischen Kriegsgottes Ares
- Sodomie (Unzucht mit Tieren) nach Sodom, dem überaus sündigen Ort aus dem Alten Testament
- venerische Erkrankungen (Geschlechtskrankheiten) nach Venus, der römischen Göttin der Liebe

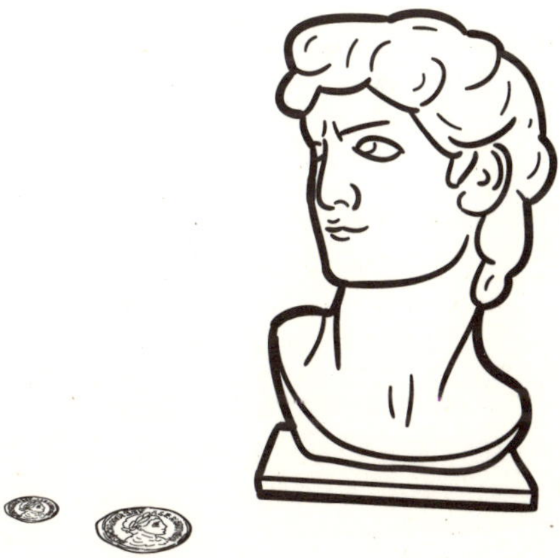

Worüber man sich kaum einmal Gedanken macht

FAKTEN, FAKTEN, FAKTEN

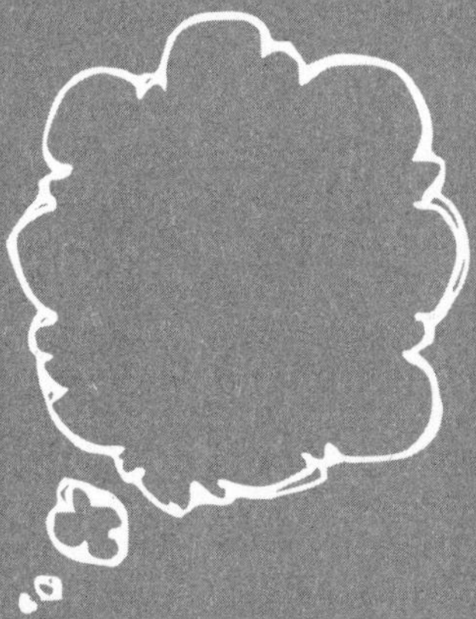

»Warum soll ich mich schämen, Körperteile zu nennen, die zu erschaffen sich Gott nicht geschämt hat?«

Clemens von Alexandria
(griechischer Kirchenschriftsteller, ca. 150–215)

HÄTTEN SIE GEWUSST ...?

... dass die Gesamtfläche unserer Lungenbläschen ebenso wie die Fläche der Darmschleimhaut etwa der Größe eines Tennisplatzes entspricht?

... dass unser feinstes Tastorgan die Zungenspitze ist und dass auf den nächsten Plätzen Fingerspitzen, Geschlechtsorgane und Brustwarzen folgen?

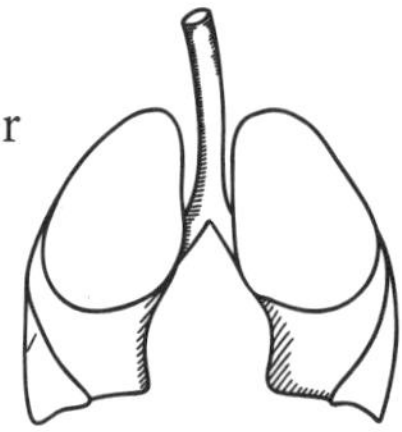

... dass wir – regelmäßig abwechselnd – immer nur durch ein Nasenloch atmen?

... dass der stärkste Muskel unseres Körpers der große Kaumuskel (Musculus masseter) ist?

... dass unser Fuß etwa so lang ist wie unser Unterarm?

... dass wir zwei gleichzeitige Nadelstiche am Rücken nur getrennt wahrnehmen können, wenn sie mindestens sieben Zentimeter voneinander entfernt sind?

... dass in den Eierstöcken eines Mädchens in der Pubertät rund 300 000 Eizellen vorhanden sind, von denen jedoch nur 450 bis 500 voll ausreifen?

... dass jeder Mensch im Leben durch ständiges Ablösen von Zellen etwa 20 Kilogramm Haut verliert?

... dass bei einem menschlichen Embryo schon am 22. Tag, wenn er gerade mal zwei Millimeter groß ist, das Herz zu schlagen beginnt?

... dass der Rauch einer einzigen Zigarette bis zu 30 000 Schäden an der DNA der Lungenzellen hinterlässt?

… dass ein Embryo im Mutterleib erst sieben Wochen nach der Befruchtung beginnt, männliche beziehungsweise weibliche Merkmale zu entwickeln?

… dass eine menschliche Hand 27 Knochen und 33 Gelenke besitzt?

… dass etwa jeder Vierte niesen muss, wenn er in grelles Licht blickt?

… dass der Mensch das einzige Lebewesen ist, das richtig weinen kann?

… dass fast alle Frauen zwei hinsichtlich Form und Größe unterschiedliche Brüste haben?

… dass bei zwei Drittel der Männer der Ringfinger länger ist als der Zeigefinger, während es bei Frauen genau umgekehrt ist?

… dass das Herz eines Jugendlichen pro Minute rund fünf Liter, das eines 70-Jährigen aber nur noch zweieinhalb Liter Blut pumpt?

… dass pro Minute etwa drei bis sechs Tropfen Urin in die Harnblase fließen?

… dass fast jeder zehnte Mensch, auch wenn er nichts davon spürt, Steine in der Gallenblase hat?

… dass unser Darm jeden Tag ca. 250 Gramm Zellen abstößt, die beim Stuhlgang ausgeschieden werden und einen beträchtlichen Teil der Exkremente ausmachen?

… dass nur Menschen und einige Menschenaffen in der Nase popeln können?

… dass Wimpern nur knapp zwei Monate lang wachsen und dann nach kurzer Ruhezeit ausfallen?

… dass die eigentliche Befruchtung, also das Verschmelzen von Spermium und Eizelle, rund 24 Stunden dauert?

… dass der Durchschnittspenis im erigierten Zustand 13,58 Zentimeter lang ist und einen Durchmesser von 3,8 Zentimetern hat?

… dass der Glaskörper im Inneren unseres Auges zu 99 Prozent aus Wasser besteht?

… dass ein Durchschnittseuropäer während seines Lebens drei Rinder, zehn Schweine und mehrere Hundert Hühner verspeist?

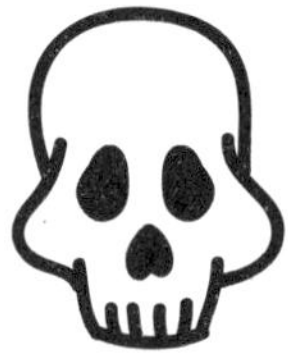

… dass der menschliche Schädel aus 29 Knochen zusammengesetzt ist?

… dass wir bei einem Kuss rund 40 000 Bakterien, die mehr als 280 unterschiedlichen Arten angehören, mit unserem Partner austauschen?

… dass die Hornhaut unseres Auges eine Brechkraft von 43 Dioptrien hat?

SIND SIE LINKSHÄNDER?

Falls ja, gehören Sie zu den etwa 10 bis 15 Prozent der Bevölkerung, von denen der griechische Philosoph Platon überzeugt war, ihre Besonderheit sei nichts weiter als das Resultat schlechter Erziehung. Von dieser Ansicht ist man im Lauf der Geschichte zum Glück abgerückt. Aber dass Linkshänder – sie finden sich unter Blonden doppelt so häufig wie unter Rot- und

Schwarzhaarigen – nicht nur mit der anderen Hand als ihre Mitmenschen schreiben, sondern auch sonst eine Reihe bemerkenswerter Besonderheiten aufweisen, scheint festzustehen. Statistisch gesehen gilt für Linkshänder im Vergleich zu ihren rechtshändigen Mitmenschen demnach:

- Unter ihnen gibt es mehr Vegetarier.
- Die Mädchen beziehungsweise Frauen unter ihnen kommen früher in die Pubertät und in die Wechseljahre, sind also das, was man frühreif nennt.
- Sie bekommen durchschnittlich weniger Kinder.
- Sie haben häufiger einen Zwillingsbruder oder eine Zwillingsschwester, wobei die nur selten ebenfalls Linkshänder sind.
- Auf Computertastaturen schreiben sie schneller (wohl weil die am häufigsten benutzten Buchstaben A, E, R, S und T alle links zu finden sind).
- Es gibt unter ihnen mehr starke Raucher (was womöglich an dem erhöhten Stress liegt, dem sie ausgesetzt sind. Schließlich sind die meisten Gebrauchsgegenstände des täglichen Lebens für Rechtshänder konstruiert).
- Wenn sie Figuren im Profil zeichnen, blicken diese meistens nach rechts (bei Rechtshändern ist es genau umgekehrt).
- Unter Wasser können sie im Allgemeinen besser sehen.
- Unter ihnen finden sich auffällig viele besonders Schlaue und künstlerisch Begabte. So schrieben und arbeiteten etwa Mozart, Leonardo da Vinci und Picasso mit links. Erstaunlicherweise tun das aber auch überdurchschnittlich viele geistig eher Minderbemittelte. Hierzu Beispiele aufzuzählen

verbietet die Höflichkeit. Fest steht jedenfalls, dass vier der fünf amerikanischen Präsidenten von 1981 bis 2017 Linkshänder waren, nämlich Ronald Reagan (1981–1989), George Bush Senior (1989–1993), Bill Clinton (1993–2001) und Barack Obama (2009–2017).

WISSENSWERTES ÜBER PUPSE

Ein Pups oder Furz besteht aus Gas, das sich bei der Verdauung im Darm angesammelt hat und über dessen Ausgang ins Freie geblasen wird. Das ist allgemein bekannt. Doch es gibt noch einiges mehr, was man über dieses zugegeben nicht sehr appetitliche Thema wissen sollte, nämlich …

- … dass der gesamte Darm normalerweise zwischen 50 und 200 Milliliter Gas enthält.
- … dass sich darin nach Genuss gemischter Kost etwa 15, nach dem Verzehr von Bohnen über 170 Milliliter Gas bilden.
- … dass dazu noch etwa 2 bis 3 Milliliter Luft kommen, die wir mit jedem Bissen hinunterschlucken.
- … dass der weitaus größte Teil dieses Gases vom Blut aufgenommen, zur Lunge transportiert und dort mit der Atemluft ausgeschieden wird.
- … dass nur der Rest – täglich zirka 600 Milliliter – über den Hinterausgang abgegeben, also ausgepupst wird.
- … dass dies pro Tag durchschnittlich in 15 Portionen zu je 40 Milliliter geschieht.

- … dass aus diesen 600 Millilitern bei gasbildender Kost mehr als 2 Liter werden können, was mehr als einer Verdreifachung entspricht.
- … dass 99 Prozent der Darmgase geruchlos sind, sodass nur ein einziges Prozent für den manchmal widerlichen Gestank verantwortlich ist. Vor allem schwefelhaltige Gase, wie sie sich etwa bei der Verdauung von Fleisch, Eiern oder Zwiebeln bilden, müffeln nach faulen Eiern, während Obst fast nur geruchlose Winde erzeugt.

EBENSO KLEBRIG WIE SPANNEND: SPERMA

Wir alle verdanken ihm unser Dasein. Schließlich gibt es ohne Sperma keine Befruchtung und ohne Befruchtung kein Leben. Dem Geheimnis der klebrigen Flüssigkeit kam als Erster der Medizinstudent Johan Ham von der Universität Leiden auf die Spur. Als er 1677 die Samenflüssigkeit eines an Tripper erkrankten Patienten unter dem Mikroskop betrachtete, fand er darin Unmengen kleiner »Tierchen«, die wir heute Spermien nennen. Darauf folgten zahlreiche weitere faszinierende Erkenntnisse:

- Die Spermienproduktion beginnt mit Einsetzen der Pubertät. Von da an stellen die Hoden pro Sekunde bis zu 1000 Stück her, was eine Tagesmenge von rund 90 Millionen ausmacht. Diese sind jedoch noch nicht befruchtungsfähig. Um das zu werden, müssen sie noch zwei bis drei Monate (!) ausreifen. Das geschieht zunächst in den Nebenhoden, dann in den Samenblasen. Dort lagern schließlich gewaltige Mengen, die für zahlreiche Ejakulationen ausreichen.

☞ Die durchschnittliche Spermamenge eines Mannes bei einer Ejakulation beträgt 3 bis 6 Milliliter, das entspricht etwa einem Teelöffel voll. Von denen enthält jeder Milliliter 20 bis 200 Millionen Spermien, die man – nicht ganz korrekt – auch Samenzellen nennt.

☞ Obwohl so ein Spermium winzig klein und nur unter dem Mikroskop sichtbar ist, enthält die darin befindliche Erbsubstanz DNA eine nutzbare Informationsmenge von rund 37 Megabyte. Bei 150 Millionen Spermien entspricht das einer Datenmenge von fast 2 Millionen DVDs.

☞ Spermien bewegen sich mithilfe ihre Schwänze oder Geißeln fort. Für einen Zentimeter Strecke benötigen sie etwa 800 Hin- und Herschläge. Wobei nur etwa die Hälfte von ihnen zielgerichtet geradeaus schwimmt, die anderen bewegen sich ziellos im Kreis oder lassen sich einfach bewegungslos mitreißen. Doch aufgrund ihrer gewaltigen Menge erreichen in der Regel ausreichend viele die weibliche Eizelle, um sie zu befruchten.

☞ Die Anzahl der orientierungslosen Samenzellen steigt massiv an, wenn der Mann Alkohol getrunken hat. Wenn man sagt, jemand sei »im Suff gezeugt« worden, ist das also wissenschaftlich eher unwahrscheinlich. Was natürlich nicht bedeutet, dass Alkohol ein probates Verhütungsmittel wäre.

- ☞ Die Spermaflüssigkeit mit ihrem charakteristischen Geruch und Geschmack wird in der Prostata gebildet und bei einer Ejakulation den Spermien beigegeben.
- ☞ Ihren Geruch und Geschmack verdankt die Samenflüssigkeit einem Protein namens Spermin. Dieses soll angeblich ein wirksames Mittel gegen Falten und Runzeln, also für glatte Haut sein. Tatsächlich gibt es sperminhaltige Cremes, die allerdings sündhaft teuer sind.
- ☞ In einer Studie aus dem Jahr 2002 verglichen Wissenschaftler der State University New York Studentinnen, deren Partner beim Sex Kondome verwendeten, mit solchen, die darauf verzichteten. Dabei stellte sich heraus, dass die jungen Damen, die direkten Kontakt mit dem Sperma ihres Partners hatten, emotional gefestigter waren und seltener unter Depressionen oder gar Selbstmordgedanken litten. Mittlerweile kennt man auch die dafür verantwortlichen, im Sperma enthaltenen antidepressiven Substanzen wie Serotonin und Prolaktin.
- ☞ Mit Sperma kann man sogar kochen. Zumindest behauptet das ein Kochbuch namens *Natural Harvest* (zu Deutsch: »Natürliche Ernte«) des Amerikaners Paul Photenhauer. Auf seiner Webseite cookingwithcum.com (*cum* ist eine populäre englische Bezeichnung für Sperma) beschreibt er, wie sehr es ihn begeistert, mit etwas »Eigenproduziertem« zu kochen. Inzwischen hat er sogar ein Nachfolgebuch über das Cocktailmixen mit Sperma geschrieben. Na dann Prost!

HOCHEFFEKTIVE TRANSPORTER IN GEWALTIGEN MENGEN: ROTE BLUTKÖRPERCHEN

An kaum einem anderen Bestandteil unseres Körpers wird dessen pausenlose und erst mit dem Tod endende Produktivität so eindrucksvoll sichtbar wie an den roten Blutkörperchen – mit dem Fachausdruck »Erythrozyten« bezeichnet. In jeder Sekunde erzeugt das Knochenmark nicht weniger als 2 Millionen neue Exemplare von ihnen, die anschließend rund 4 Monate durch die Blutbahn zirkulieren. Wäre jedes von ihnen ein Grashalm, könnte man mit den an einem einzigen Tag neu gebildeten roten Blutkörperchen rund 1000 Fußballfelder begrünen. Mit bloßem Auge kann man sie nicht erkennen, wohl aber unter dem Mikroskop. Sie sehen aus wie kleine, in der Mitte eingedellte Scheiben, die so winzig sind, dass sie auch die allerfeinsten Blutgefäße, die sogenannten Kapillaren, passieren können, ohne darin stecken zu bleiben.

Doch die fehlende Größe gleichen sie durch ihre gewaltige Menge mehr als aus: Ein einziger Teelöffel Blut – er fasst circa 5 Milliliter Flüssigkeit – enthält etwa 25 Milliarden Stück. Geht man von einer mittleren Körperblutmenge von 5 Litern aus, ergibt das die unvorstellbare Anzahl von 25 Billionen. Damit machen die kleinen Kerlchen rund 45 Prozent des gesamten Blutvolumens aus. Könnte man alle roten Blutkörperchen eines durchschnittlich großen und schweren Mannes nebeneinander legen, würden sie eine Fläche von circa 3000 Quadratmetern bedecken, hintereinander aufgereiht ergäbe sich eine Strecke von 192 000 Kilometern, und aufeinandergestapelt ein Turm von sage und schreibe 60 000 Kilometer Höhe.

Dass sie »Körperchen« und nicht »Zellen« heißen, liegt daran, dass sie im Zuge ihrer Entwicklung ihren Kern und damit auch die darin enthaltene DNA sowie sämtliche anderen für eine Zelle charakteristischen Bestandteile, die sogenannten Organellen, über Bord werfen und dann eben keine echten Zellen mehr sind. Im Gegensatz zu ihren weißen Kollegen übrigens, die zeitlebens alle typischen Zellmerkmale beibehalten und deshalb allen Grund hätten, den etwas abwertenden Begriff »Körperchen« als Beleidigung zu empfinden.

Dass Erythrozyten auf alles, was sie zu einer veritablen Zelle machen würde, verzichten, kommt uns sehr zugute. Denn so ist im Inneren jedes einzelnen von ihnen Platz für nicht weniger als 250 000 kompliziert aufgebaute Hämoglobin-Moleküle. Deren einzige und überaus wichtige Aufgabe ist es, in der Lunge Sauerstoff aufzunehmen, diesen während der Reise durch den Körper fest an sich zu binden und im Gewebe – dort wo die Zellen ihn für ihren Betrieb dringend benötigen – wieder abzugeben und dafür Kohlendioxid aufzunehmen. Das tauschen sie dann wieder gegen Sauerstoff, sobald sie auf ihrer Reise erneut in der Lunge ankommen. Für einen kompletten Rundlauf Lunge – Herz – Arterien – Kapillaren – Venen – Herz – Lunge braucht so ein kleines Kerlchen rund eine Minute. Dass das Ganze für den Winzling ein überaus anstrengender Job ist, kann man sich vorstellen. Daher verwundert es nicht, dass ein rotes Blutkörperchen den ständigen

Be- und Entladestress nur etwa 4 Monate aushält. Danach ist es total platt und wird in Leber oder Milz abgebaut und durch ein im Knochenmark neu gebildetes Blutkörperchen ersetzt.

BEMERKENSWERTES UND KURIOSES ÜBER DEN SCHLAF

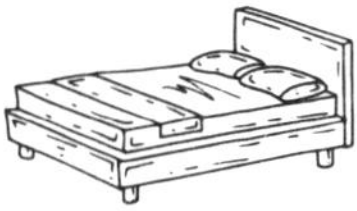

Obwohl es weltweit zahlreiche Forscher gibt, die sich in speziell eingerichteten Instituten tagein, tagaus mit nichts anderem als den zahlreichen Geheimnissen des Schlafes beschäftigen, liegt vieles davon nach wie vor im Dunkeln. Bekannt sind unter anderem folgende bemerkenswerte Fakten:

- Im Durchschnitt wacht ein Mensch in einer Nacht etwa 25 Mal auf – ohne sich am Morgen an die meisten dieser Wachphasen erinnern zu können.
- In einem durchschnittlichen Leben verbringt ein Mensch etwa 2100 Tage mit Träumen – das sind rund sechs Jahre!
- Der Weltrekord im Schnarchen liegt bei einer Lautstärke von 92 Dezibel – das entspricht in etwa dem Geräuschlevel eines Presslufthammers.
- Männer erleben während des Nachtschlafs etwa alle zwei Stunden eine Erektion. Experten vermuten, dass der Körper auf diese Weise überprüft, ob die Fortpflanzung zuverlässig funktioniert.
- Wer sich nach dem Lernen schlafen legt, kann damit rechnen, sich beim Aufwachen an besonders viele Fakten zu er-

innern. Offensichtlich unterstützt der Schlaf das Gehirn dabei, das Gelernte im Gedächtnis zu verfestigen. Dagegen ist Lernen während des Schlafes nicht möglich.

Fast jeder hat schon einmal erlebt, dass er beim Einschlafen heftig zusammenzuckt. Schlafforscher vermuten, dass dafür Umstellungsvorgänge im Gehirn beim Übergang vom Wachsein zum Schlafen verantwortlich sind. Das ist nämlich ein hochkomplexer Vorgang, an dem Milliarden von Verknüpfungen zwischen den einzelnen Nervenzellen beteiligt sind. Schließlich müssen praktisch alle körperlichen Systeme – Atmung, Stoffwechsel, Kreislauf, Verdauung, Nerven und nicht zuletzt die Muskulatur – von der Aktivität des Tages auf die Ruhe der Nacht umgestellt werden. Und das geht eben nicht immer völlig reibungslos und vor allem nicht absolut zeitgleich vonstatten.

Seitenschläfer sind angeblich sehr schutzbedürftig und leicht verletzbar. Wer mit angezogenen Knien schläft, soll einen guten Menschenverstand haben. Rückenschläfer gelten als auffallend selbstbewusst, während Bauchschläfer sich durch einen ausgeprägten Ordnungssinn und besondere Korrektheit auszeichnen.

Frauen schlafen besser allein, Männer nicht. Begründung: Frauen fühlen sich weitaus mehr als Männer durch das Schlafverhalten eines anderen Menschen gestört.

Schneller, größer, weiter
ALLERLEI REKORDE

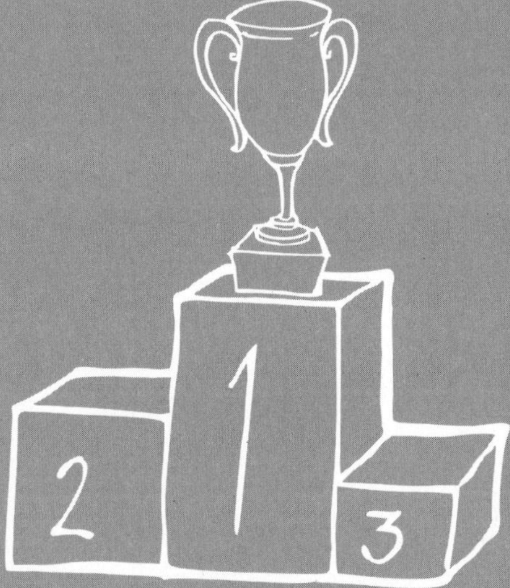

»Die Fortschritte der Medizin sind ungeheuer. Man ist sich seines Todes nicht mehr sicher.«

Hanns-Hermann Kersten
(deutscher Lyriker, 1928–1986)

VIERFACHER GEBURTSTAG

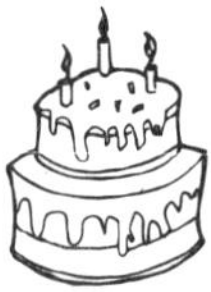

Soweit bekannt ist, ist es bislang weltweit nur sechs Mal vorgekommen, dass eine Frau an exakt demselben Tag im Monat, aber natürlich in verschiedenen Jahren, Zwillinge bekommen hat. Die letzte, die das Kunststück fertiggebracht hat, ist Marsha Nigbur aus Gevelsberg. Am 2. August 2018 brachte sie zwei Kinder zur Welt, die auf den Tag genau 11 Jahre jünger waren als ihre beiden Geschwister. Vom 2. August 2019 an feiert die Familie daher jedes Jahr am 2. August gleich einen vierfachen Geburtstag.

Dagegen ist es erstaunlicherweise schon öfter passiert, dass eine Frau zweimal im selben Kalenderjahr – einmal ganz am Anfang und einmal am Ende – Mutter von Zwillingen geworden ist. Die dann ja alle vier nahezu gleich alt sind.

GEBÄRMASCHINEN

Den Weltrekord im Kinder-zur-Welt-Bringen hält eine russische Bäuerin, die nach Berichten des Klosters Miskolskaja im 18. Jahrhundert nicht weniger als 69 Söhne und Töchter geboren hat. Insgesamt war sie 27 Mal schwanger, bekam 16 Mal Zwillinge, sieben Mal Drillinge und sogar vier Mal Vierlinge! Damit übertraf sie eine im 20. Jahrhundert lebende Chilenin um Längen, die im Alter von 55 Jahren ihr letztes von 55 Kindern gebar.

Den dritten Platz in der ewigen Bestenliste belegt die Deutsche Barbara Stratzmann. Von 1448 bis 1503 lebte sie in Bönnigheim im heutigen Kreis Ludwigsburg und bekam dort historischen Dokumenten zufolge 18 Mal ein einzelnes Kind, fünf Mal Zwillinge, vier Mal Drillinge und sogar je einmal Sechs- und Siebenlinge. Insgesamt ergibt das die stolze Zahl von 53 Kindern. Doch mit keinem einzigen davon wurde die Frau glücklich, denn 19 Babys kamen bereits tot zur Welt, die anderen starben bald nach der Geburt, und das älteste Kind wurde als Folge ständiger Krankheiten nur acht Jahre alt. Heute gehen Gynäkologen davon aus, dass die Frau möglicherweise nicht nur eine Gebärmutter, sondern gleich zwei oder drei besaß. Zwei Gebärmütter kommen bei etwa 0,3 Prozent der Frauen vor, mehr sind extrem selten. Für die betroffenen Frauen ist die Doppeltanlage meist sehr unangenehm. Sie haben oft Schmerzen beim Sex und extrem heftige Menstruationen. Manchmal führen sogar zwei Vaginas zu je einer Gebärmutter.

POTENZWUNDER BRICHT EIGENEN REKORD

Bis zum Jahr 2010 hielt der 94-jährige Inder Ramjeet Raghav den Rekord als ältester frischgebackener Vater der Welt. Doch zwei Jahre später stellte er diese Topleistung schon wieder in den Schatten, als seine Frau mit 56 Jahren noch einmal Nachwuchs bekam, von dem sie glaubhaft versicherte, der Vater sei ihr mittlerweile 96-jähriger Mann. Nach dem Geheimnis für seine unglaubliche Potenz befragt, verriet Raghav schmunzelnd: Jeden Tag reichlich Mandeln, Butter und Milch. Könnte Mann ja mal versuchen.

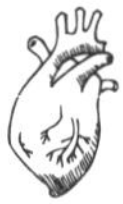

KÖRPERLICHE HÖCHSTLEISTUNGEN

- Auf unserer Haut sowie in gerade mal 1,5 Milliliter Darmflüssigkeit leben mehr Bakterien als Menschen auf der Erde.
- Die Nervenfasern unserer Haut sind insgesamt etwa 80 Kilometer lang.
- Ein durchschnittlicher Mann hat in seinem Leben mehr als 7000 Samenergüsse.
- Unser Magensaft ist so sauer, dass sich darin eine Rasierklinge binnen kurzer Zeit auflösen würde.
- Die beim Husten ausgestoßene Luft kann über 300 Stundenkilometer schnell sein
- Unser längster Knochen (Oberschenkel) ist rund 170 Mal so lang wie der kürzeste (Steigbügel im Mittelohr).

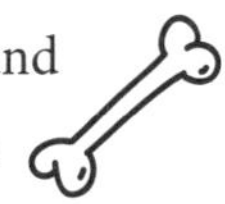

- Unsere Nieren entziehen dem Blut jeden Tag rund 170 Liter Flüssigkeit (von denen dem Körper etwa 168 Liter wieder zugeführt und rund zwei Liter ausgeschieden werden).
- Unsere Nerven können Impulse mit bis zu 430 Stundenkilometern weiterleiten.
- Die peripheren, außerhalb von Gehirn und Rückenmark verlaufenden Nerven unseres Körpers sind insgesamt rund 770 000 Kilometer lang.
- 65 Prozent der Menschen benutzen zum Nasebohren den

Zeigefinger, 20 Prozent den kleinen Finger und 16 Prozent den Daumen.

- Die Knochen machen – auch bei sehr beleibten Menschen – nur rund 9 Prozent des Körpergewichts aus.
- Unser Herz pumpt jeden Tag rund 8000 Liter Blut, eine Flüssigkeitsmenge, die ausreichen würde, um einen durchschnittlichen Öltanker zweimal komplett anzustreichen.
- Die inneren Zellschichten unseres Dünndarms, das sogenannte Epithel, werden alle zwei Tage vollständig erneuert.
- Unsere feinsten Blutgefäße, die sogenannten Kapillaren, sind fünf bis zehn Mal dünner als unsere Kopfhaare.
- Der menschliche Rekord im lauten Brüllen liegt bei 128 Dezibel (wobei man wissen muss, dass 130 Dezibel die Schmerzgrenze darstellen und am Arbeitsplatz ab 90 Dezibel ein Hörschutz vorgeschrieben ist).
- Neu gebildete Fingernagelmasse benötigt etwa 150 Tage, bis sie vom Nagelbett bis zur Spitze gelangt ist.
- Die Empfindlichkeit unserer Augen im Dunkeln ist nach vollständiger Anpassung 10 Millionen Mal größer als im Hellen.
- Die rund 100 Milliarden Nervenzellen unseres Gehirns sind durch 5,8 Millionen Kilometer lange Nervenbahnen miteinander verknüpft – das sind 145 Erdumrundungen. Ein Neuron ist mit bis zu 30 000 anderen Neuronen vernetzt und kann in der Großhirnrinde mit höchstens zwei Zwischenschritten jedes andere Neuron erreichen.

- Die Gehörknöchelchen im Mittelohr schwingen bis zu 20 000 Mal pro Sekunde hin und her.
- Unsere Augen können rund 7 Millionen Farbnuancen unterscheiden.

KINDLICHER GIGANT

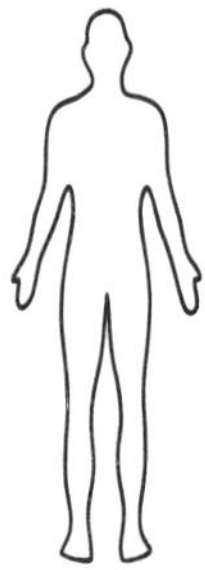

Als der Amerikaner Robert Wadlow gerade mal 17 Jahre alt war, maß er bereits stolze 2,45 Meter. Doch damit war er noch keinesfalls ausgewachsen. Denn bis zu seinem Tod im Jahr 1940 hatte er die unglaubliche Länge von 2,72 Metern erreicht, was ihn zum größten Menschen aller Zeiten machte.

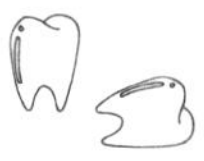

MEHR ALS 500 ZÄHNE

Einen Patienten werden die Mediziner einer indischen Zahnklinik mit Sicherheit nie vergessen: einen Siebenjährigen, der 2019 über Schmerzen und Schwellungen im Mund klagte. Als die Mediziner eine Röntgenaufnahme von Ober- und Unterkiefer anfertigen ließen, fanden sie darauf nicht weniger als 526 Zähne! Diese waren zum Teil weniger als einen Millimeter, manche aber auch bis zu eineinhalb Zentimeter groß. Alle lagen sie in einem sogenannten Odontom, einer an sich gutartigen Geschwulst, die mehrere Zahnanlagen enthalten kann – allerdings normalerweise in weitaus geringerer Zahl. 526 sind bislang einsamer Rekord.

In einer fünfstündigen Operation gelang es den Ärzten, sämtliche überzähligen Zähne aus dem Kiefer des kleinen Patienten zu entfernen. Lediglich die altersgerechte Zahl von 21 Zähnen wurde belassen. Mit denen kaut der Junge seither ohne weitere Probleme.

BREIIGER REKORD

266 Gramm Kartoffelbrei – also mehr als ein halbes Pfund – vertilgte der Engländer Hasib Zafar im Rahmen der *British Potato Conference* im Jahr 2011. Das allein wäre noch keine besondere Leistung. Zum Weltrekordhalter wurde Zafar erst dadurch, dass er diesen Breiberg in gerade mal einer halben Minute hinunterschlang.

Worauf kein Arzt auf Anhieb kommt

AUSSERGEWÖHNLICHE KRANKHEITEN

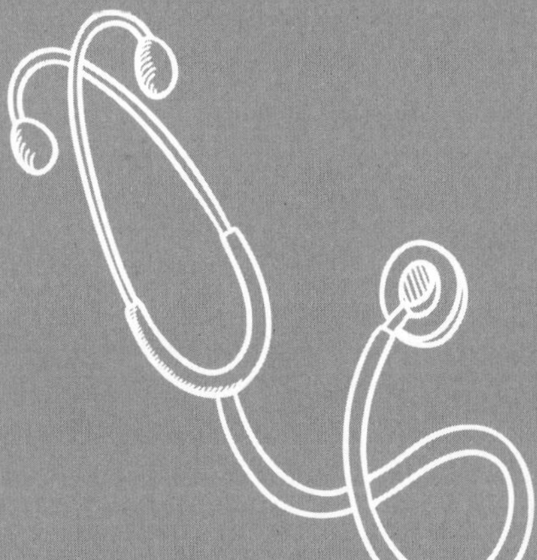

»Jede Krankheit ist heilbar, aber nicht jeder Patient.«

Hildegard von Bingen
(deutsche Mystikerin, 1098–1179)

KURIOSE SYNDROME

Unter einem Syndrom (nicht zu verwechseln mit »Symptom«) versteht man in der Medizin ein Krankheitsbild, das durch das gemeinsame Auftreten bestimmter typischer Anzeichen gekennzeichnet ist. Insgesamt gibt es von diesen offiziell anerkannten Erkrankungen weit mehr als 1000. Doch viele von ihnen sind so selten, dass allenfalls Experten sie kennen. So wie die nachfolgenden zehn:

- ☞ Blue-Rubber-Bleb-Naevus-Syndrom: Hautkrankheit mit zahlreichen Blutgefäßgeschwülsten
- ☞ Goodpasture-Syndrom: Autoimmunkrankheit der Nieren und Lungen
- ☞ Imerslund-Najman-Gräsbeck-Syndrom: Erbkrankheit mit Störung der Vitamin-B12-Aufnahme
- ☞ Katzenschrei-Syndrom: Kinderkrankheit mit zahlreichen Missbildungen, bei der die Betroffenen katzenähnliche Schreie ausstoßen
- ☞ Lost-Penis-Syndrom: dauerhafte Erweiterung der weiblichen Scheide
- ☞ Retired Husband Syndrome (deutsch: Mann-zu-Hause-Stress-Syndrom, bekannt ist auch die Bezeichnung »Pensionierter-Ehemann-Syndrom«): psychische Störungen bei Frauen, deren bislang viel beschäftigte Männer ins Rentenalter kommen
- ☞ Peter-Pan-Syndrom: Psychische Störung, bei der die betroffenen Männer nicht erwachsen werden und Verantwortung übernehmen wollen

- ☞ Rapunzel-Syndrom: psychische Störung, bei der die Betroffenen so lange Haare verspeisen, bis diese in Form eines Knäuels den Darm verstopfen
- ☞ Von Hippel-Lindau-Syndrom: Erbkrankheit mit Bildung gutartiger Tumoren in Auge und Gehirn
- ☞ Pap-Syndrom: Unfall- oder schlaganfallbedingte Schädigung der sogenannten Basalganglien im Gehirn, die dazu führt, dass die Betroffenen nicht mehr in der Lage sind, auch nur die einfachsten Entscheidungen zu treffen

EIN ORGASMUS NACH DEM ANDEREN

Das Leben kann so ungerecht sein. Da gibt es jede Menge Frauen, die sich beim Sex jedes Mal ebenso intensiv wie erfolglos nach einem Orgasmus sehnen, während eine Geschlechtsgenossin, die Britin Kim Ramsey, davon so viele erlebt, dass sie auf jeden einzelnen liebend gerne verzichten würde. Die 45-jährige Krankenschwester leidet nämlich unter einer extrem seltenen Krankheit namens »Persistent Sexual Arousal Syndrome«, was man in etwa mit »Andauernde sexuelle Erregungsstörung« übersetzen kann. Das Leiden gilt als unheilbar und äußert sich darin, dass schon die geringste körperliche Erschütterung einen heftigen Orgasmus auslösen kann, dem danach oft noch viele weitere folgen. Schon das Ruckeln beim Busfahren oder die Verrichtungen der täglichen Hausarbeit reichen aus, um bei Kim Ramsey einen regelrechten Orgasmus-Sturm in Gang zu setzen, an dessen Ende sie nicht nur körperlich total erschöpft ist, sondern auch unter heftigen Schmerzen im Intimbereich leidet. Was anderen Frauen heiße Lustgefühle beschert, ist bei ihr zu einem regelrechten Albtraum geworden.

Wie die Britin zu der kuriosen Störung gekommen ist, ist unklar. Fest steht, dass sie früher eine ganz normale Frau mit ganz normalem sexuellem Empfinden war. Möglicherweise war ein Sturz von einer Treppe vor zehn Jahren, der bleibende Veränderungen an der Wirbelsäule zur Folge hatte, die Ursache. Denn seit jenem Unfall wird die arme Frau von einem Orgasmus nach dem anderen heimgesucht.

»Das erste Mal, dass mir das passiert ist, war nach dem Sex mit einem neuen Freund im Jahr 2008. Volle vier Tage lang hatte ich danach heftige Orgasmen. Ich dachte, ich würde verrückt. Zuerst schob ich die Schuld auf den Mann, doch auch nach dem Geschlechtsverkehr mit einem anderen Partner erlebte ich dasselbe. Bald bedurfte es dann gar keiner sexuellen Aktivitäten mehr, vielmehr verursachten schon banale Bewegungen, die mit Sex überhaupt nichts zu tun hatten, starke Orgasmen. Und dabei ist es bis heute geblieben.«

Wirklich, das Leben kann so ungerecht sein.

BRAUEREI IM DARM

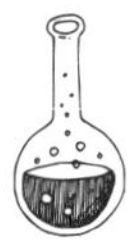

Als der 61-Jährige Farmer in der Notaufnahme eines Krankenhauses in Texas erscheint, kann er kaum noch geradeaus gehen.

Er torkelt hin und her, lallt unverständliche Sätze und erbricht sich mehrfach. Für die Ärzte ein klarer Fall: Der Mann ist sturzbetrunken. Doch seine Frau behauptet hartnäckig, ihr Ehemann habe nicht einen einzigen Tropfen Alkohol zu sich genommen. Ungläubig veranlassen die Mediziner eine Blutprobe. Deren Ergebnis ist eindeutig: Der Blutalkoholspiegel liegt bei gewaltigen 3,5 Promille. Ein lebensbedrohlicher Wert!

Als der Mann wieder nüchtern ist, erzählt er den Medizinern, er sei bereits mehrfach ohne Drink volltrunken gewesen. Zum ersten Mal sei ihm das sechs Jahre zuvor geschehen, als er im Zuge eines Krankenhausaufenthaltes Antibiotika bekommen habe. Um der Sache auf den Grund zu gehen, führen die Ärzte bei dem Patienten eine Spiegelung des oberen Magen-Darm-Traktes durch. Und werden tatsächlich fündig! Im Dünndarm hat sich eine Kolonie Hefepilze angesiedelt, und zwar von der Art, wie sie schon im Altertum zur Herstellung alkoholischer Getränke verwendet wurde. Damit ist die Sache klar: Die Pilze hatten die mit der Nahrung angelieferten Kohlenhydrate ständig in Alkohol umgewandelt, also gleichsam einen Gärungsprozess wie in einem Braukessel in Gang gehalten. Offenbar hatten die Antibiotika seinerzeit die Darmflora derart verändert, dass die Pilze ungestört wuchern konnten. Tatsächlich ist dies kein Einzelfall. Weltweit sind immer wieder Fälle dieses »Eigenbrauer-Syndroms« beschrieben worden, das unbehandelt zwangsläufig eine massive alkoholbedingte Leberschädigung bis hin zur tödlichen Zirrhose zur Folge hat.

Mit Medikamenten gegen die Pilze konnte der Mann erfolgreich behandelt werden. Um seine angegriffene Leber zu schonen, verzichtet er seither konsequent auf Alkohol und kann ansonsten ein weitgehend normales Leben führen.

PINKELAKROBATEN

Die kategorische Forderung einer Frau an ihren männlichen Partner, doch gefälligst im Sitzen zu pinkeln, hat schon so manche Beziehung gekillt. Dabei sollte ein Mann, der das kleine Geschäft problemlos im Stehen erledigen kann, eigentlich froh sein, dass es ihm nicht so geht wie manchen Geschlechtsgenossen, die gezwungen sind, dabei geradezu akrobatische Positionen einzunehmen. So wie zwei Briten, von denen der eine nur dann seine Blase entleeren konnte, wenn er dabei auf dem rechten Bein stand und das andere zur Seite abspreizte, während sich ein anderer, wie er seinem Urologen berichtete, dazu sogar mehrmals auf den Kopf stellen musste. Doch es waren keinesfalls skurrile Marotten, die die Männer zu ihren abstrusen Pinkelposen zwangen, vielmehr war der Grund für ihre Verrenkungen in beiden Fällen derselbe: Blasensteine. Die rutschten in der Harnblase hin und her und blockierten bei normaler Pinkelhaltung immer wieder den Abfluss. Durch das Auf-ein-Bein-Stellen beziehungsweise den Kopfstand glitten die Steine zur Seite, und der Urin konnte ungehindert fließen.

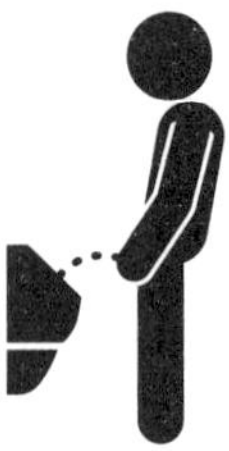

PARACELSUS HAT DOCH RECHT

»Alle Ding' sind Gift und nichts ohn' Gift – allein die Dosis macht, dass ein Ding kein Gift sei«, lautet ein vielzitierter Satz des berühmten Arztes Theophrastus Bombastus von Hohenheim, genannt Paracelsus (1493–1541). Wie recht er hat, beweist der Fall einer amerikanischen Mittvierzigerin, deren Zähne nach und nach vollständig zerbröckelten, bis sie schließlich keinen einzigen gesunden mehr im Mund hatte. Außerdem klagte die Frau über massive Schmerzen in allen möglichen Knochen. Als die Schmerzen sie schließlich in ein Krankenaus trieben, kamen die dortigen Ärzte nach intensiven Untersuchungen und längeren Gesprächen der Ursache der Zahn- und Knochenveränderungen auf die Spur. Schuld daran war schwarzer Tee! Den trank die Patientin extrem hochkonzentriert und noch dazu in gewaltigen Mengen. Um in Schwung zu kommen, erzählte sie den erstaunten Medizinern, hänge sie schon mal 100 Teebeutel und mehr in ihre Kanne.

Ein Labortest brachte die endgültige Gewissheit: Der Fluor-Gehalt im Blut lag extrem weit über dem Normwert, die Patientin litt unter einer ausgeprägten »Fluorose«. Und da schwarzer Tee eines der Lebensmittel mit dem höchsten Fluorgehalt ist, war die Sache klar. Fluor – besser gesagt Fluorid – härtet, wie allgemein bekannt ist, den Zahnschmelz. Übertreibt man es mit der Zufuhr allerdings, zeigt sich das anfänglich in weißlichen Flecken, dann werden die Zähne immer härter und damit brüchiger. Dasselbe gilt für die Knochen. Von alledem hatte die Patientin keine Ahnung. Als sie schweren Herzens auf ihren geliebten Tee verzichtete, regenerierten sich zumindest ihre Knochen ein wenig, und die Schmerzen ließen nach. Ihre Zähne jedoch waren unwiederbringlich dahin.

WENN ES AUS DER SCHEIDE BRUMMT

»Flatus vaginalis« – mit diesem, wörtlich »Scheidenwind« bedeutenden Fachausdruck bezeichnen Mediziner den unwillkürlichen Abgang von Luft aus der weiblichen Scheide, vor allem bei sportlichen Übungen, aber auch beim Geschlechtsverkehr. Die Sache ist deshalb ziemlich peinlich, weil das begleitende Geräusch fatal an den Abgang von Darmgasen erinnert. Doch auch wenn so ein »Scheidenpups« bisweilen genauso brummt und knattert wie sein rückwärtiger Namensvetter, hat er diesem gegenüber doch einen entscheidenden Vorteil: Da er keine Verdauungsgase, sondern ausschließlich Luft enthält, müffelt er nicht.

»PFUI, DU STINKST NACH FISCH«

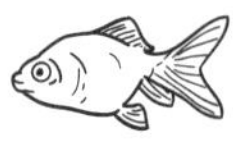

Zum Glück ist die Krankheit äußerst selten, doch für die diejenigen, die darunter leiden, ist das ein schwacher Trost. Denn für sie ist das Leben die Hölle, rümpft doch jeder, mit dem sie zu tun haben, angewidert die Nase. Und immer wieder bekommen sie zu hören: »Du stinkst nach Fisch!« Das stimmt tatsächlich, denn die Betroffenen leiden an dem sogenannten »Fischgeruch-Syndrom«. Das beruht auf einem Gendefekt, in dessen Folge ein Enzym fehlt, das in der Leber eine während des normalen Stoffwechsels entstehende Substanz namens Trimethylamin ab- beziehungsweise umbaut. Daraufhin sammelt sich das Trimethylamin im Körper an und wird mit dem Schweiß ausgeschieden.

Das wäre im Grunde nicht weiter schlimm, würde es nicht so penetrant nach verfaultem Fisch stinken. Den dünsten die Kranken – aus dem Mund, aber auch mit Schweiß und Urin – permanent aus und können gegen den widerlichen Geruch auch mit der sorgfältigsten Hygiene, ständigem Duschen, Eincremen, Parfümieren und anderen Methoden nur wenig ausrichten. Die einzige Möglichkeit, das eigene Gemüffel auf ein erträgliches Maß abzumildern, besteht im konsequenten Einhalten einer strengen Diät, bei der die Vorstufen von Trimethylamin so weit wie möglich vom Speiseplan verbannt werden. Da diese aber in sehr vielen Nahrungsmitteln – unter anderem in Fisch, Eiern, Innereien, Sojabohnen, Weizen- und Reiskeimen sowie Hefe – enthalten sind, ist das leichter gesagt als getan. Kein Wunder daher, dass Menschen, die am Fischgeruch-Syndrom erkrankt sind, oft sehr zurückgezogen leben und nicht selten in eine tiefe Depression verfallen.

BLAU WIE EIN SCHLUMPF

Es war kurz nach Weihnachten, als die Ärzte in einem Krankenhaus in Kanada vor einem Rätsel standen: Die junge Frau, die gerade eingeliefert worden war, war von Kopf bis Fuß blau wie ein Schlumpf, ein untrügliches Zeichen für akuten Sauerstoffmangel. Blau wird die Haut nämlich dadurch, dass der Blutfarbstoff (Hämoglobin), wenn er nicht mit Sauerstoff beladen ist, seine hellrote Farbe verliert. Hatte die Patientin vielleicht Probleme mit Herz oder Lunge, oder stand sie womöglich unmittelbar vor einem lebensbedrohlichen Schock? Eine gründliche Untersuchung bestätigte weder die eine noch die andere Verdachtsdiagnose. Doch was so gar nicht zu dem übrigen Bild passen wollte: Die Zunge war ganz normal rosa gefärbt, also bestens durchblutet. Wie war das möglich?

Des Rätsels Lösung fand ein junger Assistenzarzt, der an der Haut der Frau mit einem alkoholgetränkten Tupfer herumwischte und dabei verblüfft feststellte, dass sich die mysteriöse Verfärbung problemlos beseitigen ließ. Und plötzlich war der Patientin auch klar, seit wann sie ihre normale Hautfarbe verloren hatte: seit sie in der neuen Bettwäsche schlief, die sie zu Weihnachten geschenkt bekommen hatte. Die war nämlich knallblau und hatte schlicht abgefärbt.

RUHE, VERDAMMT NOCH MAL!

Stellen Sie sich vor, Sie sitzen im Lesesaal einer Bücherei und kauen beim Durchblättern eines Buches einen Kaugummi oder pfeifen ganz leise eine Melodie vor sich hin. Plötzlich springt ein Mann ein paar Tische von Ihnen entfernt auf, schreit Sie an, Sie sollen gefälligst nicht so einen Krach machen, und stürmt mit hochrotem Kopf aus dem Raum. Sie würden denken, der hat sie wohl nicht alle, oder?

Möglicherweise tun Sie dem Mann damit bitter Unrecht, denn vielleicht leidet er ja an Misophonie – einer Krankheit, bei der den Betroffenen schon leiseste Geräusche verrückt machen. Das kann schon das kaum hörbare Schmatzen beim Kaugummikauen, das dezente Trommeln mit den Fingern auf der Tischplatte, das Brummen der Waschmaschine in der Nachbarwohnung, ja sogar schon das feine Zischen gleichmäßigen Atmens sein.

Schätzungsweise 100 000 Menschen leiden weltweit an dieser extremen Form von Geräuschempfindlichkeit, deren Ursachen weitgehend unbekannt sind. Und da es bislang keine wirksame Behandlung gibt, bleibt den armen Menschen nichts anderes übrig, als ständig mit Ohrstöpseln herumzulaufen oder – noch besser – über einen Kopfhörer sanfte Musik zu hören. Denn diese stört die allermeisten Betroffenen erstaunlicherweise überhaupt nicht.

Zahlen, Zahlen, Zahlen
ERSTAUNLICHE STATISTIKEN

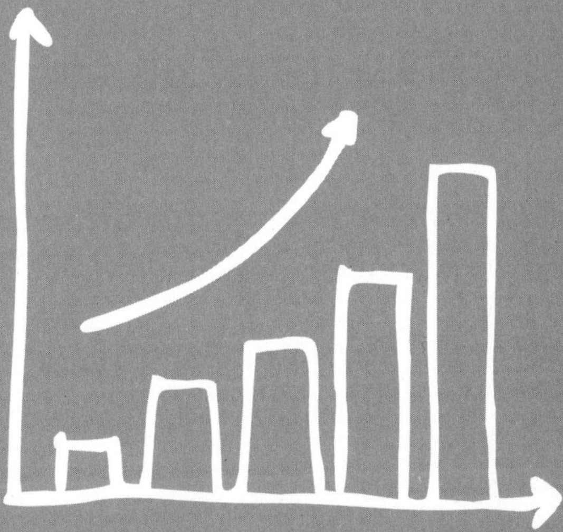

»Statistik: Arme werden schneller krank, langsamer gesund und sterben früher als Begüterte.«

Kurt Marti
(Schweizer Pfarrer, Schriftsteller und Lyriker, 1921–2017)

RUHEPULS VON LEISTUNGSSPORTLERN

Unter dem Ruhepuls versteht man die Anzahl der Kontraktionen (Schläge), die das Herz bei völliger körperlicher Ruhe in einer Minute macht. Bei ungeübten Menschen sind das normalerweise 70 bis 80, bei trainierten Athleten liegt der Wert dagegen, je nach ausgeübter Sportart, deutlich tiefer. Das liegt daran, dass sich die Blutpumpe der Leistungssportler an die extreme Belastung angepasst hat und mit jeder Aktion deutlich mehr Blut in den Körper, speziell in die Muskeln, befördert als bei Normalsterblichen. Den Weltrekord bezüglich des niedrigsten Ruhepulses hält bis heute der ehemalige spanische Radrennfahrer Miguel Indurain mit sage und schreibe 28 Herzschlägen pro Minute.

Nachfolgend Durchschnittswerte trainierter Athleten nach Sportart:

- Fechter: 68
- Gewichtheber: 65
- Volleyballspieler: 60
- Kurzstreckenläufer: 58
- Footballspieler: 55
- Ruderer: 50
- Schwimmer/Langstreckenläufer: 43
- Marathonläufer/Straßenradsportler: 35

LISTE DER LÄNDER NACH ÄRZTEDICHTE

Mit etwas mehr als vier Ärzten pro 1000 Einwohner ist Deutschland mit Medizinern relativ gut versorgt, wobei allerdings erhebliche regionale Unterschiede bestehen. Doch es gibt einige Länder, in denen deutlich mehr und zahlreiche andere, in denen sehr viel weniger Ärzte praktizieren. Hier ein paar Beispiele:

Kuba	8,3
Monaco	7,5
Griechenland	5,5
Österreich	5,2
Schweiz	4,3
Italien	4,0
Niederlande	3,6
Ungarn	3,3
Belgien	3,0
Norwegen	2,8
Vereinigte Staaten	2,6
Japan	2,4
China	2,0
Türkei	1,9
Bolivien	1,6
Peru	1,3
Nicaragua	1,0
Irak	0,8
Philippinen	0,6
Guatemala	0,4

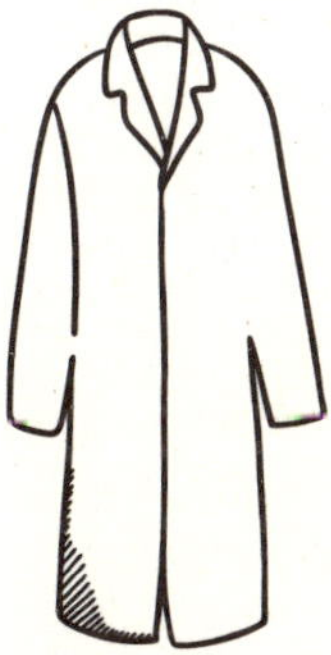

Sudan	0,3
Liberia	0,1
Tansania	0,01

DIE HÄUFIGSTEN SCHÖNHEITSOPERATIONEN BEI DEUTSCHEN FRAUEN (2019, in Prozent)

Brustvergrößerung	12,9
Fettabsaugung	9,7
Lidstraffung	8,9
Nasenkorrektur	4,2
Bauchdeckenstraffung	3,7
Hals-Stirn-Facelifting	3,6
Brustverkleinerung	3,5
Bruststraffung	2,7
Lippenkorrektur	2,7

DIE HÄUFIGSTEN SCHÖNHEITSOPERATIONEN BEI DEUTSCHEN MÄNNERN (2019, in Prozent)

Fettabsaugung	13,4
Lidstraffung	10,9
Nasenkorrektur	8,5
Brustverkleinerung (!)	8,5
Intimchirurgie	6,1

- ☞ Bauchdeckenstraffung 6,0
- ☞ Hals-Stirn-Facelifting 4,3
- ☞ Ohrenkorrektur 3,0
- ☞ Hautveränderung, Muttermal 2,4
- ☞ Schweißdrüsenbehandlung 1,8
- ☞ Eigenhaartransplantation 1,7

ANZAHL DER SCHWANGERSCHAFTSABBRÜCHE IN DEN EINZELNEN BUNDESLÄNDERN (2019)

- ☞ Nordrhein-Westfalen 21 552
- ☞ Bayern 12 131
- ☞ Baden-Württemberg 10 145
- ☞ Berlin 9645
- ☞ Niedersachsen 8220
- ☞ Hessen 8122
- ☞ Sachsen 5160
- ☞ Rheinland-Pfalz 3592
- ☞ Hamburg 3573
- ☞ Brandenburg 3352
- ☞ Sachsen-Anhalt 3346
- ☞ Schleswig-Holstein 3261
- ☞ Thüringen 2935
- ☞ Mecklenburg-Vorpommern 2309
- ☞ Saarland 1242
- ☞ Bremen 1219

HÄUFIGKEIT VON KAISERSCHNITT-GEBURTEN IN DEN EU-LÄNDERN

Immer wieder einmal ist bei einer Geburt aus medizinischen Gründen, etwa wegen der Kindslage, ein Kaiserschnitt (Sectio) angezeigt. Daneben werden Kaiserschnitte aber auch häufig allein auf Wunsch der werdenden Mutter durchgeführt. Sei es, dass sie den Geburtstermin selbst bestimmen möchte, dass sie große Angst vor den zu erwartenden Schmerzen hat oder befürchtet, ihre Scheide könne von dem hindurchtretenden Baby übermäßig und vor allem dauerhaft ausgeweitet werden. Wie häufig die Gebärende bei der Entscheidung »Sectio: ja oder nein?« die entscheidende Rolle spielt, wird deutlich, wenn man die Häufigkeit der Kaiserschnitt-Geburten in den EU-Ländern miteinander vergleicht. So erblicken in Polen, Ungarn, Italien und Irland mehr als doppelt so viele Kinder auf diesem chirurgischen Weg das Licht der Welt als in Finnland oder den Niederlanden. Deutschland liegt diesbezüglich im oberen Drittel. Nachfolgend die Anzahl der Kaiserschnitte pro 100 Geburten in den EU-Ländern im Jahr 2018:

Polen	38,9
Ungarn	38,0
Italien	33,2
Irland	33,1
Luxemburg	30,0
Deutschland	29,6

Slowakei	29,3
Österreich	29,0
Spanien	24,5
Lettland	24,1
Tschechien	23,1
Slowenien	22,2
Belgien	21,1
Frankreich	19,5
Dänemark	19,2
Litauen	19,1
Estland	18,7
Schweden	17,1
Finnland	16,4
Niederlande	15,7

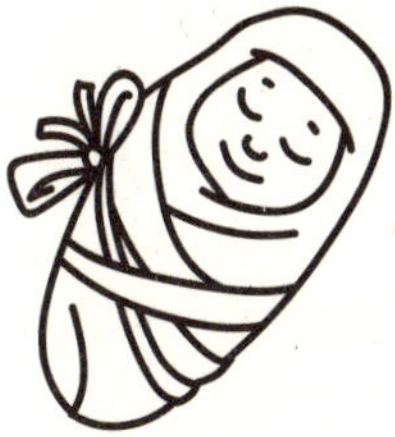

DURCHSCHNITTLICHE ZAHL DER SCHWEISSDRÜSEN BEI MENSCHEN VERSCHIEDENER BEVÖLKERUNGSGRUPPEN (in Tausend)

Russen	1890
männliche Eskimos	1900
Mitteleuropäer	2000
Japaner	2280
weibliche Eskimos	2390
Chinesen	2420

☞ Siamesen	2420
☞ Philippiner	2800

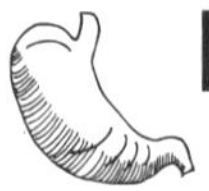

MAGENVERWEILDAUER VERSCHIEDENER LEBENSMITTEL (in Stunden)

☞ Getränke	bis 1
☞ Milch, Reis, Weißbrot, Kartoffeln (gekocht)	bis 2
☞ Rührei, Sahne, Mischbrot, einige Gemüse	bis 3
☞ Geflügel (gekocht), Vollkornbrot, viele Gemüse	bis 4
☞ Fleischgerichte, Hülsenfrüchte, Fisch	bis 5
☞ Gans, fetter Schweinebraten, Ölsardinen, Aal	bis 7

HÄUFIGKEIT DER BLUTGRUPPE B BEI VERSCHIEDENEN VÖLKERN (in Prozent)

☞ Navajo-Indianer	0,2
☞ Australier	2,1
☞ Eskimos	4,8
☞ Franzosen	7,2
☞ San (Subsahara-Afrikaner)	8,5
☞ Italiener	10,6
☞ Deutsche	12,5
☞ Ungarn	15,7
☞ Finnen	18,0

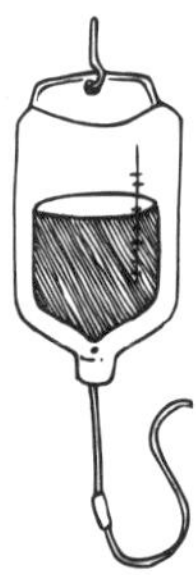

- ☞ Polen 19,5
- ☞ Chinesen 23,0
- ☞ Russen 23,2
- ☞ Roma und Sinti 35,3

OHRENSCHMALZ BEI MENSCHEN UNTERSCHIEDLICHER BEVÖLKERUNGSGRUPPEN

Ohrenschmalz ist keinesfalls gleich Ohrenschmalz. Während es bei Europäern und Schwarzen überwiegend feucht und klebrig ist, ist es bei Asiaten zum größten Teil trocken und krümelig. Schuld daran ist die unterschiedliche geografische Verteilung eines Gens, das nicht nur die Konsistenz des Ohrensekrets, sondern auch die Zusammensetzung anderer Körperausscheidungen wie Schweiß und Muttermilch beeinflusst. Neuere Forschungen lassen sogar einen Zusammenhang zwischen Ohrenschmalz, Körpergeruch und – bei Frauen – Brustkrebsrisiko vermuten.

Der Anteil an trocken-krümeligem Ohrenschmalz beträgt (in Prozent):

- ☞ bei Nordchinesen: 98
- ☞ bei Japanern: 92
- ☞ bei Südchinesen: 86
- ☞ bei Deutschen: 18
- ☞ bei weißen Amerikanern: 16
- ☞ und bei schwarzen Amerikanern: 7

Dr. Zufall

WENN DAS GLÜCK SEINE HAND IM SPIEL HAT

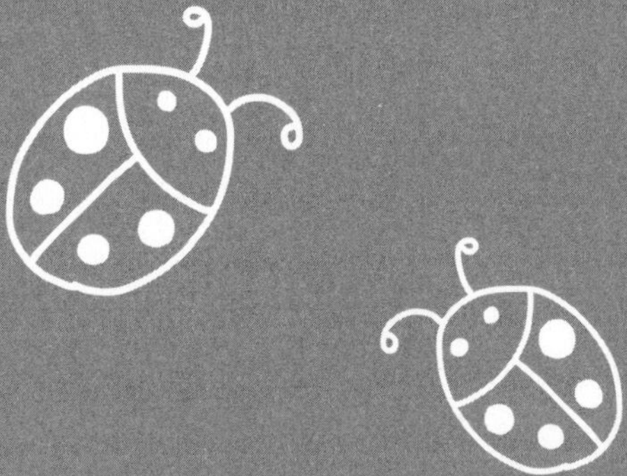

»Nur von Fall zu Fall ist Zufall Zufall.«

Manfred Hinrich
(deutscher Philosoph und Schriftsteller, 1926–2015)

IM RICHTIGEN MOMENT DER ZÜNDENDE GEDANKE

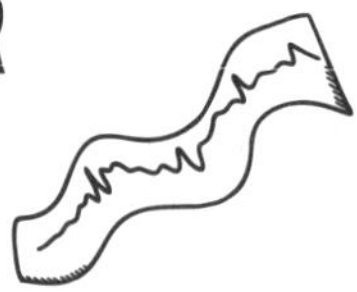

Weltweit sind ständig Hunderttausende Ärzte, Pharmazeuten, Biologen, Ingenieure und viele weitere Spezialisten in der medizinischen Forschung tätig. Und jeden Tag gewinnen sie neue Erkenntnisse über die Vorgänge und Abläufe im gesunden und kranken menschlichen Körper und entwickeln in mühevoller und meist langwieriger, oft genug von Rückschlägen begleiteter Arbeit bessere Diagnose- sowie wirkungsvollere Therapieverfahren. Doch manche höchst bedeutsame Errungenschaften der medizinischen Wissenschaft sind keineswegs das Produkt angestrengter Bemühungen, sondern beruhen auf nichts weiter als purem Zufall. Wobei allerdings anzumerken ist, dass es eines aufmerksamen Beobachters oder empfänglichen Geistes bedarf, um das entscheidend Neue hinter einer zufälligen Erkenntnis zu entdecken. Wie in den folgenden Fällen.

CONRAD RÖNTGEN UND SEINE STRAHLEN

Es ist die Nacht zum 8. November 1895. Alles schläft, doch im Physikalischen Institut der Universität Würzburg brennt noch Licht. Heute findet der Physiker Wilhelm Conrad Röntgen nicht ins Bett. Unermüdlich experimentiert er mit den gerade neu entdeckten Kathodenstrahlen, die beim Anlegen einer hohen Spannung in Gasentladungsröhren einen schmalen, glühenden Streifen entstehen lassen. Und kann kaum glauben, was er da sieht: Ein in dem abgedunkelten Raum stehender, mit speziellen Chemikalien beschichteter Schirm, den er eigentlich für andere Experimente verwenden wollte, leuchtet plötzlich hell auf. Die Kathodenstrahlen können für diesen verblüffenden Effekt nicht verantwortlich sein, dafür sind sie viel zu schwach. Aber was ist es dann? Um sicherzugehen, umhüllt Röntgen die Röhre mit schwarzem Papier. Und siehe da: Der Schirm leuchtet weiter. Neben den Kathodenstrahlen müssen bei dem Versuch also noch andere, wesentlich energiereichere, bislang gänzlich unbekannte Strahlen entstanden sein, und die sind offenbar mühelos in der Lage, das schwarze Papier zu durchdringen.

Als er sich widerstrebend zu dieser revolutionären Erkenntnis durchgerungen hat, kommt ihm plötzlich ein genialer Gedanke: Aufgeregt stellt er andere Gegenstände und Materialien zwischen Röhre und Schirm. Und erkennt zu seinem großen Erstaunen, dass auch diese die geheimnisvollen Strahlen nicht aufhalten. Schließlich verwendet der begeisterte Hobbyfotograf statt des Schirms Fotopapier, auf dem die durchdrungenen Materialien je nach Dichte unterschiedlich tiefe Schatten zurücklassen. Als er schließlich die Hand seiner Frau durchleuchtet, entsteht die erste Röntgenaufnahme eines menschlichen Körperteils. Das Bild mit den deutlich erkennbaren Fingerknochen wird weltberühmt und die medizinische Diagnostik um ein Verfahren bereichert, das heute aus den ärztlichen Praxen und Krankenhäusern nicht mehr wegzudenken ist. Seither verdanken unzählige Menschen den von Röntgen entdeckten und nach ihm benannten Strahlen eine präzise Diagnose und letztlich die Heilung von allen möglichen Krankheiten und Verletzungen.

ALEXANDER FLEMING UND DIE VERDORBENEN BAKTERIENKULTUREN

Wir schreiben das Jahr 1928. Als der britische Mikrobiologe Alexander Fleming aus dem Urlaub in sein Labor zurückkehrt, bemerkt er zu seinem großen Schrecken, dass er vor der Abreise vergessen hat, mehrere Petrischalen mit Bakterienkolonien in den Kühlschrank zu stellen. Eine Art grünlicher Schimmel hat sich in den Schalen ausgebreitet und sämtlichen Bakterien den Garaus gemacht. Die Arbeit vieler Tage und Wochen war umsonst! Enttäuscht will Fleming die verdorbenen Kulturen wegwerfen, da kommt ihm plötzlich ein überraschender Gedanke: Die Substanz, die der Schimmelpilz – mit dem wissenschaftlichen Namen heißt er *Penicillium notatum* – ausscheidet, ist offenbar in der Lage, Bakterien abzutöten. Sofort startet er gezielte Versuche mit verschiedenen Bakterienstämmen und stellt fest, dass der grünliche Pilzextrakt Staphylokokken, Streptokokken sowie die Erreger von Milzbrand, Syphilis und Wundstarrkrampf gnadenlos vernichtet. Weißen Blutkörperchen kann er dagegen nichts anhaben, ist also für Menschen ungefährlich. Das ist die Geburtsstunde des Penizillins.

Man kann getrost davon ausgehen, dass das Missgeschick

mit den verdorbenen Bakterienkulturen vor Fleming auch schon anderen Mikrobiologen passiert ist, aber der Brite ist der Erste, der das Ereignis nicht als fatales Missgeschick, sondern als Riesenchance erkennt, endlich ein Mittel gegen die damals noch kaum behandelbaren bakteriellen Infektionskrankheiten in der Hand zu haben. Es dauert noch Jahre, bis die segensreiche Substanz in ausreichender Menge produziert werden kann, doch seither verdanken Millionen Menschen dem Gedankenblitz von Alexander Fleming – er bekommt dafür später den Nobelpreis – ihr Leben.

SANDOZ UND DIE REVOLUTION IM DRECK

Nicht ganz so zufällig, aber doch mit sehr viel Glück wird ein anderes Medikament entdeckt, das einer der größten medizinischen Errungenschaften des 20. Jahrhunderts zum Durchbruch verhilft: der Organtransplantation. Die ist bis dahin nämlich ein höchst riskantes Unterfangen, das immer wieder daran scheitert, dass das transplantierte Organ vom Immunsystem des Empfängers als körperfremd erkannt und gnadenlos abgestoßen wird. Soll die Verpflanzung gelingen, bleibt daher nichts anderes übrig, als das Immunsystem mit aggressiven Medikamenten komplett lahmzulegen, und zwar dauerhaft. Damit verhindert man zwar wirksam die Abstoßung, nimmt dafür aber den gravierenden Nachteil in Kauf, dass der Patient bis zu seinem Lebensende extrem anfällig für alle möglichen Infektionen ist.

Auch hier kommt der Zufall ins Spiel. Seit Mitte der 1960er-Jahre lässt der Schweizer Pharmakonzern Sandoz Mitarbeiter in Bodenproben aus aller Herren Länder nach weiteren Schimmelpilzarten suchen, die, ebenso wie das Penizillin, zuverlässig Bakterien abtöten, also das sind, was wir heute Antibiotika nennen. Die finden sie zwar nicht, stoßen bei ihrer Arbeit aber im Sommer 1970 auf eine Substanz, die offenbar in der Lage ist, die Tätigkeit des Immunsystems zu dämpfen, ohne es jedoch komplett auszuschalten. Sie nennen den Stoff »Cyclosporin«. Schnell stellt sich das enorme Potenzial des neuen Wirkstoffs heraus: Tatsächlich unterbindet er zuverlässig die Abstoßung fremden Gewebes, ohne auf der anderen Seite das Infektionsrisiko allzu sehr zu erhöhen.

Bereits 1982 wird Cyclosporin weltweit bei Transplantationen von Herz, Leber und Bauchspeicheldrüse eingesetzt, und tatsächlich überleben von da an wesentlich mehr Patienten als vorher den Eingriff und vor allem die höchst riskante Zeit danach.

PFIZER UND DIE UNERWARTETE HÄRTE

Es ist ein Telefonat mit gewaltigen Konsequenzen für unzählige Männer auf der ganzen Welt. Im September 1993 ruft ein Arzt aus der englischen Provinz den Entwicklungschef des US-amerikanischen Pharmakonzerns Pfizer an und erzählt ihm, er habe an dem Feldversuch zur Erprobung des neuen Medikaments Sildenafil teilgenommen, das die Durchblutung des Herzens verbessern und den Blutdruck senken soll. Bei seinen Patienten habe er eine derartige Wirkung leider nicht feststellen können, aber es gebe da eine hochinteressante Nebenwirkung.

Die ist Pfizer bei ihren Experimenten mit freiwilligen Probanden inzwischen auch schon aufgefallen: Viele der männlichen Versuchspersonen geben an, nach Einnahme der Substanz eine kraftvolle und lang anhaltende Erektion zu erleben. Damit ist »Viagra« geboren. Das Mittel erweitert die Blutgefäße am Herzen erheblich weniger als erwartet, dafür erhöht es massiv den Blutdurchfluss durch die Arterien, die für die Füllung der Schwellkörper im Penis und damit für dessen Aufrichtung sorgen. So ist durch schieren Zufall das erste Medikament entwickelt worden, das bei Erektionsstörungen tatsächlich wirkt. Wie viele Männer auf ein solches Präparat sehnsüchtig gewartet haben, wird deutlich, als die kleinen blauen Tabletten weltweit in die Apotheken kommen: Schon nach kurzer Zeit schlägt Viagra sämtliche Rekorde und wird zum verkaufsstärksten Medikament überhaupt.

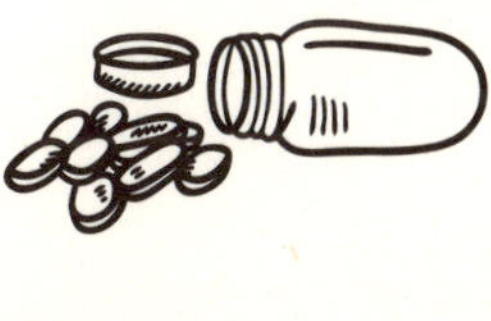

Wer will das wissen?
SKURRILE FORSCHUNG

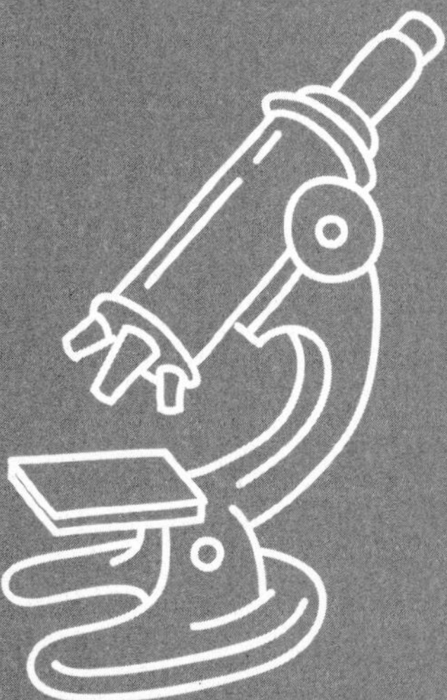

»Doch Forschung strebt und ringt, ermüdend nie, nach dem Gesetz, dem Grund, Warum und Wie.«

Johann Wolfgang von Goethe
(deutscher Dichter, 1749–1832)

DER IG-NOBELPREIS FÜR MEDIZIN

Den Nobelpreis, mit dem herausragende Forschungen auf dem Gebiet der Physiologie oder Medizin ausgezeichnet werden, kennt jeder. Daneben gibt es aber auch noch eine zweite Variante, den sogenannten Ig-Nobelpreis. Die Bezeichnung »Ig-Nobel« (zusammen ausgesprochen) ist ein Wortspiel, bedeutet *ignobel* im Englischen doch so viel wie »unwürdig« oder »schmachvoll«. Das Attribut passt perfekt, denn tatsächlich geht es bei den Untersuchungen, die mit dieser Auszeichnung geehrt werden, nur sehr bedingt um strenge Wissenschaft, vielmehr bekommen den Preis Forscher, die sich mit eher skurrilen, ja, sagen wir getrost durchgeknallten Themen beschäftigt haben.

Seitdem im Jahr 1991 der Ig-Nobelpreis zum ersten Mal verliehen wurde, bekamen ihn Forscher in der Sparte Physiologie oder Medizin unter anderem für …

… eine erschütternde Untersuchung namens *Die Effekte von erzwungenem einseitigem Nasenatmen auf das Bewusstsein.*

… einen fesselnden medizinischen Bericht mit dem Titel *Ein Mann, der sich in den Finger stach und fünf Jahre faulig stank.*

… einen vor allem in tropischen Ländern mit Spannung aufgenommenen Report zum Thema *Verletzungen, verursacht von fallenden Kokosnüssen.*

… eine vergleichende Studie über *Asymmetrie der Hoden beim Menschen und bei antiken Skulpturen.*

… einen erschütternden Bericht über die dramatischen Effekte von Country-Musik auf Selbstmörder.

… eine aufschlussreiche Untersuchung über die gesundheitlichen Folgen des Säbelschluckens.

… die viele Schausteller fröhlich stimmende Entdeckung, dass sich Asthmasymptome mittels einer Achterbahnfahrt erfolgreich behandeln lassen.

… den überzeugenden Nachweis, dass Menschen zu speziellen Problemen bessere und zu anderen schlechtere Entscheidungen treffen, wenn sie während des gedanklichen Abwägens einen starken Harndrang verspüren.

… konkrete Anweisungen, eine Darmspiegelung so durchzuführen, dass der Patient dabei mit hoher Wahrscheinlichkeit nicht platzt.

… eine Studie, die die Wirkung klassischer Musik auf herztransplantierte Mäuse misst.

… das Stillen von hartnäckigem Nasenbluten mit Streifen von gepökeltem Schweinefleisch.

Nachfolgend ein typisches Beispiel:

Akutes Management von in Reißverschlüssen eingeklemmten Penissen

Das ist der Titel einer im Jahr 1993 mit dem Ig-Nobelpreis für Physiologie oder Medizin ausgezeichneten Studie. Darin schreibt die indische Autorin Satish Chandra Mishra, das Einklemmen der Vorhaut in einen Reißverschluss stelle für einen Jungen – wer hätte das gedacht? – ein höchst schmerzhaftes Ereignis dar. Anschließend warnt sie vor jeder übereilten Maßnahme, den Penis wieder freizubekommen, da das die Angelegenheit nur noch verschlimmere. Dann berichtet sie von drei konkreten Fällen, bei denen Jungen von fünf bis sieben Jahren ihr männliches Attribut beim Versuch, die Hose zu schließen, in den Reißverschluss des Hosenladens eingezwickt hatten. Dabei beschreibt sie eine Technik, die in solchen Fällen angeblich zuverlässig hilft, ohne dem armen Opfer unnötige Zusatzqualen zu bereiten. Dazu müsse man den Reißverschluss zunächst mit einem gewöhnlichen Seitenschneider links und rechts von der eingeklemmten Vorhaut in seine beiden Hälften trennen und danach den Schließer mit einer Wäscheklammer fest fassen, sodass die beiden unmittelbar angrenzenden, die Vorhaut umschließenden Reißverschlussteile auseinandergedrückt werden. Danach soll es möglich sein, den eingeklemmten Hautabschnitt behutsam aus seiner misslichen Lage zu befreien. Die Autorin betont, die von ihr vorgeschlagene Methode funktioniere bei jeder Art von Reißverschlüssen, sei schnell, einfach und für den Betroffenen schmerzlos, und – das betont sie ausdrücklich – mit bleibenden Penisschäden gleich welcher Art sei nicht zu rechnen.

Eigentlich sollte ihre Arbeit für jeden Jungen und Mann eine absolute Pflichtlektüre sein.

WAS WISSENSCHAFTLER SO ALLES HERAUSFINDEN

Jeden Tag erscheinen in einschlägigen Fachzeitschriften mehrere Hundert Studien zu allen möglichen Fragen der Medizin. Hier fünf besonders originelle Beispiele:

Putzen bringt Männer um

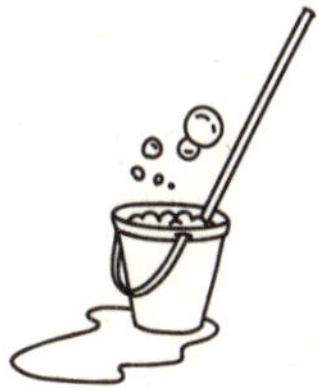

Die Forscher Laura Van den Borre und Patrick Deboosere von der Freien Universität Brüssel haben – was mag sie dazu veranlasst haben? – in einer aktuellen Studie untersucht, ob Mitarbeiterinnen und Mitarbeiter des belgischen Reinigungsgewerbes im Vergleich zu Büroangestellten durchschnittlich früher sterben. Dazu haben sie Todesfälle von 200 000 männlichen sowie knapp 59 000 weiblichen Reinigungskräften ausgewertet und dabei herausgefunden, dass vor allem putzende Männer ein bis zu 45 Prozent höheres Sterberisiko haben als ihre Kollegen mit Bürojobs. Für Frauen fiel der Unterschied mit nur 16 Prozent deutlich geringer aus. Mögliche Erklärung: Männer gehen mit den teils aggressiven Putzmitteln sorgloser und oft schlicht unsachgemäß um.

Stirnfalten verraten Herzprobleme

Französische Wissenschaftler haben bei 3200 jungen Erwachsenen Anzahl und Tiefe der Stirnfalten registriert und die

Teilnehmer je nach Ergebnis in mehrere Gruppen eingeteilt. Deren Gesundheitszustand verfolgten die Wissenschaftler dann 20 Jahre lang aufmerksam. Dabei stellte sich heraus, dass die Probanden mit den meisten Falten im Vergleich zu denjenigen mit glatter Stirn ein zehnfach höheres Sterberisiko hatten. 15 Prozent der innerhalb der 20 Jahre verstorbenen Patienten wiesen über den Augenbrauen sogar zwei oder drei tiefe Furchen auf. Über die Ursachen dieser Korrelation konnten die Toulouser Forscher nur Vermutungen anstellen. So sei es denkbar, dass sowohl bei der Faltenbildung als auch bei der zum Herz-Kreislauf-Versagen führenden Gefäßverengung (Arteriosklerose) krankhafte Veränderungen des Bindegewebs-Proteins Collagen eine entscheidende Rolle spielen. Immerhin sind die Blutgefäße in der Stirn sehr klein. Da ist es durchaus denkbar, dass sie auf Ablagerungen in ihrem Inneren besonders empfindlich reagieren.

Ängstliche Menschen haben öfter Heuschnupfen

Britischen Forschern zufolge ist die Gefahr, einen allergischen Heuschnupfen zu bekommen, bei Menschen umso höher, je ängstlicher sie sind. Um zu dieser Erkenntnis zu gelangen, haben die Wissenschaftler die Daten von 5700 Versuchspersonen ausgewertet, deren Gesundheitszustand zum Teil mehr als 50 Jahre lang protokolliert worden war. Dabei stellte sich unter anderem heraus, dass vor allem besonders ängstliche und gewissenhafte Kinder, die sich leicht gestresst fühlten, Gefahr laufen, im Erwachsenenalter an Heuschnupfen zu erkranken. Offenbar, so die Erklärung der Forscher, besteht zwischen Psyche und Immunsystem ein viel engerer Zusammenhang, als man bisher vermutete.

Nägel lackieren macht dick

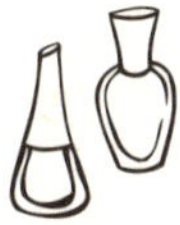

Wenn eine Frau sich kopfschüttelnd fragt, warum sie trotz aller Bemühungen nicht abnimmt, kommt sie mit ziemlicher Sicherheit nicht darauf, dass dafür ihr Nagellack verantwortlich sein könnte. Tatsächlich kann die Verwendung speziell farbloser Lacke das Körpergewicht – wenn auch nicht in bedrohlichem Ausmaß – ansteigen lassen. Schuld daran ist der Inhaltsstoff Triphenylphosphat (TPHP), der ansonsten zur Herstellung von Plastikartikeln und als Brandverzögerer in Möbeln verwendet wird.

Dass er in jedem zweiten Nagellack zu finden ist, hat eine Forschergruppe der Duke University in North Carolina und der amerikanischen Environmental Working Group bei der chemischen Analyse von rund 3000 Produkten festgestellt. Frauen, die derartige Lacke benutzen, nehmen die Substanz – vermutlich über das Nagelbett – in ihren Körper auf. Dort beeinflusst sie – das haben ebenfalls Versuche ergeben – den Hormonhaushalt. Und zwar dergestalt, dass das TPHP dem Körper signalisiert, Fett schlechter abzubauen. Was auf Dauer dazu führt, dass die Frauen an Gewicht zulegen.

Bier trinkende Studenten sind erfolgreicher

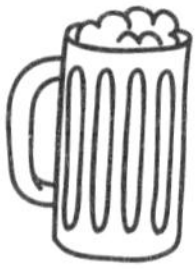

Gut jeder dritte Student verlässt in Deutschland die Universität ohne Abschlussexamen. In anderen Ländern sieht es nicht besser aus. Eine dänische Studie kommt in diesem Zusammenhang zu folgendem verblüffendem Ergebnis: Wer während des Studiums regelmäßig feiern geht und Bier trinkt, hält eher bis zum Ende durch. Den Grund dafür sehen die Studienautoren nicht im Bier, sondern darin, dass Studenten, die gern und oft feiern, schlicht mehr Freunde haben, also sozial besser eingebunden sind als ihre Kolleginnen und Kollegen, die ihr Studium eher als »Einzelkämpfer« durchziehen. Und mitfühlende Kommilitonen sind speziell nach Prüfungsmisserfolgen sehr hilfreich, um über den Frust hinwegzukommen und sich zum Weitermachen zu motivieren.

Großes Gehirn – kluger Kopf?

Jeden Tag erscheinen mehr als hundert neue wissenschaftliche Studien, die sich mit allen möglichen medizinischen Themen auseinandersetzen. Ein Großteil davon wird allenfalls von Fachleuten gelesen und fristet ansonsten eine traurige Existenz in irgendwelchen dunklen Archiven. Nicht so mehrere Artikel über den Unterschied zwischen den Gehirnen von Frauen und Männern, die beträchtliche Aufmerksamkeit erregten, kamen sie doch übereinstimmend zu dem Ergebnis, das Denkorgan der Herren der Schöpfung sei rund 10 Prozent größer und entsprechend schwerer als das der Damen. Klar, dass viele Männer das Studienergebnis ausgesprochen wohlwollend zu Kenntnis nahmen. Man habe es ja schon immer geahnt, und jetzt stehe es eindeutig fest: Männer sind klüger als Frauen.

Doch das ist schlichtweg Unsinn. Denn wäre das absolute Gehirngewicht das entscheidende Intelligenz-Kriterium, müssten uns Elefanten und Pottwale in puncto logisches Denken haushoch überlegen sein. Und wer wollte das schon behaupten? Nein, man muss das Gewicht des Gehirns schon ins Verhältnis zur Gesamtkörper-Masse setzen. Tut man das, sieht die Sache nämlich ganz anders aus. Mit durchschnittlich 1245 Gramm bei Frauen und 1375 Gramm bei Männern hat das menschliche Gehirn einen Anteil von etwa 2 Prozent am Körpergewicht, während das Denkorgan eines Schimpansen mit rund 420 Gramm nur knapp ein Prozent und das eines Elefanten mit 5000 Gramm gar nur rund 0,2 Prozent zum Gesamtgewicht beitragen.

Betrachtet man die Sache so, schneiden die – durchschnittlich deutlich leichteren – Damen eindeutig besser ab. Doch nicht nur das. Ihr Gehirn enthält auch mehr Neuronen, sprich: Nervenzellen, und die beiden Hirnhälften scheinen zudem wesentlich komplexer miteinander vernetzt zu sein. Also Sieg für die Frauen auf der ganzen Linie!

Dass die Behauptung »Je größer das Gehirn, desto schlauer der Mensch« schlichtweg Blödsinn ist, beweisen unter anderem die Gehirngewichte berühmter Persönlichkeiten. Wobei diese nur bedingt miteinander vergleichbar sind, da das wabbelige Gebilde in unserem Schädel mit fortschreitendem Alter schrumpft, also leichter wird. Da man dessen Masse logischerweise erst nach dem Tod bestimmen kann und von den angeführten Männern einige wie etwa Bismarck mit 83 Jahren recht alt wurden, während andere wie Lord Byron schon in ihren Dreißigern starben, sind die Werte mit Vorsicht zu genießen. Bei den meisten Berühmtheiten wurde das Gehirngewicht ohnehin nie gemessen.

- Justus v. Liebig (deutscher Chemiker): 1350 Gramm
- Hermann v. Helmholtz (deutscher Physiker): 1420 Gramm
- Dante Alighieri (italienischer Dichter): 1430 Gramm
- Friedrich Gauß (deutscher Mathematiker): 1490 Gramm
- Friedrich v. Schiller (deutscher Dichter): 1580 Gramm
- Immanuel Kant (deutscher Philosoph): 1650 Gramm
- Otto Graf Bismarck (deutscher Politiker): 1810 Gramm
- Georges Cuvier (französischer Naturforscher): 1860 Gramm
- Oliver Cromwell (englischer Politiker): 2000 Gramm
- Iwan Turgenjew (russischer Dichter): 2012 Gramm
- Lord Byron (britischer Dichter): 2230 Gramm

DIE BRISTOL-STUHLFORMENSKALA

Man glaubt nicht, was heutzutage alles angeblich im Interesse der Wissenschaft gemessen und in Kategorien eingeteilt wird. Bekannt sind etwa die Beaufort-Skala für die Stärke des Windes oder die Richter-Skala für die Wucht eines Erdbebens. Beide ohne Zweifel sehr wertvoll und wichtig.

Ob das allerdings auch für eine Einteilung der menschlichen Exkremente hinsichtlich Form und Konsistenz gilt, muss jeder für sich selbst entscheiden. Fakt ist, dass es eine derartige Klassifizierung gibt. Sie wurde von Forschern der Universität im englischen Bristol entwickelt und trägt seither deren Namen.

- Typ1: einzelne Klumpen bzw. feste Kügelchen, nussähnlich, schwer auszuscheiden
- Typ 2: klumpige Wurstform
- Typ 3: Wurstform mit rissiger Oberfläche beziehungsweise mit kleinen Stückchen an der Oberfläche
- Typ 4: wurst- oder schlangenförmig mit glatter Oberfläche
- Typ 5: einzelne weiche, glattrandige Klümpchen, leicht auszuscheiden
- Typ 6: einzelne lockere, weiche Klümpchen mit ausgefranstem Rand
- Typ 7: flüssig-wässrig, ohne feste Bestandteile, keine Stücke

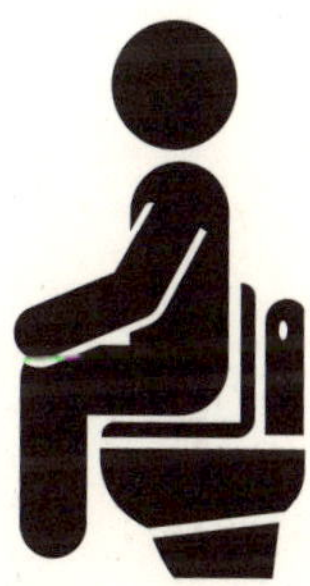

Lachen ist gesund
HEITERE MEDIZIN

»Nichts beschleunigt die Genesung so sehr wie regelmäßige Arztrechnungen«

Alec Guinness
(britischer Schauspieler, 1914–2000)

MEDIZIN AUS KINDLICHER SICHT

Deutschlehrer sind nicht zu beneiden, denn Aufsätze zu korrigieren, sich dabei intensiv mit den Gedanken des Schülers auseinanderzusetzen und daneben auch noch Stil und Orthografie im Auge zu behalten, ist alles andere als einfach. Doch die Sache hat auch ihre vergnügliche Seite, schließlich können Deutschlehrer sich immer mal wieder an witzigen Formulierungen und manchmal geradezu skurrilen Assoziationen erheitern. Denn kuriose Stilblüten finden sich gerade in Schulaufsätzen zuhauf.

Hier sind einige, die den menschlichen Körper, seine vielfältigen Leistungen sowie Gesund- und Krankheit zum Thema haben:

»Mein Onkel ist Arzt. Jetzt lernt er noch Tierarzt dazu. Dann darf er Kühe, Schweine und Bauern behandeln.«

»Wenn man in die Sonne schaut, tun einem die Augen weh. Deshalb darf man nicht so nah rangehen.«

»Bei guter Pflege kann das Herz der meisten Menschen ohne Weiteres ein Leben lang durchhalten.«

»Meine Großmutter, welche auf dem einen Ohr schon lange blind war, starb nach einem kurzweiligen Krankenlager.«

»Im Gegensatz zum Rindvieh sind die Menschen keine Wiederkäuer. Wenn sie die Nahrung einmal geschluckt haben, bleibt sie endgültig im Magen. Höchstens, wenn es einem schlecht ist, kommt sie noch einmal hoch. Aber dann lässt der Mensch sie auch draußen.«

»Die Chirurgen und Operationsschwestern setzen sich Masken vor Mund und Nase, damit sie nicht auch vom Narkosegas betäubt werden.«

»Dass man einen Magen oder ein Herz hat, spürt man erst, wenn sie wehtun. Gesund ist man nur, wenn man gar nichts von sich spürt.«

»Erfrieren ist ein leichtes Sterben. Die Leute setzen sich hin und schlafen ein, und wenn sie aufwachen, sind sie schon tot.«

»Vor der Aufklärungswelle war der Geschlechtsakt eine Schweinerei, über die man nicht sprach. Heute ist er erlaubt und macht Spaß.«

»Die Haut umgibt den Körper und schützt ihn. Sie hält Schmutz und Wind vom Fleisch und von den Innereien ab. Deshalb muss man sie auch immer ordentlich schrubben, damit der Schmutz nicht nach innen dringt.«

»Wenn man sich den Puls fühlt und kein Klopfen spürt, ist man tot.«

»Die Wirbelsäule ist ein aus vielen Knochen zusammengesetzter Knochenschlauch, der den ganzen Rücken herunterläuft. Auf dem oberen Ende sitzt der Kopf, auf dem unteren wir selber.«

»Dickdarm und Dünndarm kann man am besten mit Pat und Patachon vergleichen. Der eine ist kurz und dick, der andere lang und dünn.«

»Das Herz ist ein kräftig gebauter Schließmuskel.«

»Der Mensch hat an seinem Körper mehrere Öffnungen, aber nur mit einer kann er reden.«

»In betrunkenem Zustand wird das Gleichgewichtsorgan durch Alkoholgenuss lascher.«

FACHÄRZTE

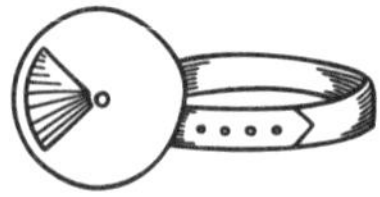

Der Internist weiß alles, kann aber nichts.
Der Chirurg kann alles, weiß aber nichts.
Der Pathologe kann alles, weiß alles, aber zu spät.
Der Psychiater kann nichts und weiß nichts, hat aber für alles Verständnis.

OHRLOS

O Gott, was müssten wir entbehren,
wenn wir ganz ohne Ohren wären.
Zwangsläufig ließen wir es bleiben,
uns etwas hinter sie zu schreiben.
Und Männer, Frauen, Mädchen, Knaben,
die könnten's dort nicht faustdick haben.
Wir könnten keiner Ohren wegen
uns, wenn wir müd' sind, nicht drauf legen.
Und hätten wir statt Ohren Falten,
so könnten wir nicht steif sie halten.
Doch wenn wir's uns recht überlegen,
Hätt' ohrlos sein auch einen Segen:
Wir könnten blind den andern trauen,
denn niemand könnt' uns drüber hauen!

DER ALLERWERTESTE VON A BIS Z

Man glaubt es kaum, wie viele zum Teil wirklich originelle Bezeichnungen es im Deutschen für das menschliche Gesäß gibt. Hier eine kleine Auswahl:

Allerwertester, Arsch, Brötchen, Gesäß, Hinterbacken, Hintereingang, Hintern, Hinterteil, Hintersteven, Hügel, Kehrseite, Kiste, Knacker, Po, Podex, Popo, Pöter, Schinken, Sitzfleisch, Steiß, Stiez, Sterz, verlängerter Rücken, vier Buchstaben, Wackelpeter, Zwackl.

MEDIZINISCHE APHORISMEN

»Die zahllosen Krankheiten wundern dich? Zähle die Ärzte.«

Heinrich von Kleist (deutscher Dichter, 1777–1811)

»Die meisten Menschen sterben an ihren Medikamenten und nicht an ihren Krankheiten.«

Molière (französischer Dramatiker, 1622–1673)

»Gesund ist man erst, wenn man wieder alles tun kann, was einem schadet.«

Karl Kraus (österreichischer Schriftsteller, 1874–1936)

»Unter Gesundheit verstehe ich nicht Freisein von Beeinträchtigungen, sondern die Kraft mit ihnen zu leben.«

Johann Wolfgang von Goethe (deutscher Dichter, 1749–1832)

»Die Kunst der Medizin besteht darin, den Patienten beschäftigt zu halten, während die Erkrankung ihren eigenen Verlauf nimmt.«

Voltaire (französischer Aufklärer, 1694–1778)

»Dem, welcher ein Bein gebrochen hat, kann man sein Unglück erträglicher machen, wenn man ihm zeigt, dass es leicht hätte das Genick treffen können.«

Immanuel Kant (deutscher Philosoph, 1724–1804)

»Wenn Medizin nicht schadet, soll man froh sein und nicht obendrein noch verlangen, dass sie etwas nütze.«

Pierre Augustin Caron de Beaumarchais

(französischer Schriftsteller, 1732–1799)

»Wer trinkt ohne Durst, wer isst ohne Hunger, der stirbt umso junger.«

Martin Luther (deutscher Reformator, 1483–1546)

»Jede Krankheit ist heilbar, aber nicht jeder Patient.«

Hildegard von Bingen (deutsche Mystikerin, 1098–1179)

»Die medizinische Forschung hat so enorme Fortschritte gemacht, dass es überhaupt keine gesunden Menschen mehr gibt.«

Aldous Huxley (britischer Schriftsteller, 1894–1963)

»GUTE BESSERUNG!«

So sagen wir hierzulande, wenn wir einem Kranken baldige Genesung wünschen. Doch wenn die- oder derjenige kein Deutsch spricht, wie sagt man dann?

- bulgarisch: »Скорошно оздравяване!«
- dänisch: »God bedring!«
- englisch: »Get well soon!«
- finnisch: »Parane pian!«
- französisch: »Bon rétablissement!«
- griechisch: »Καλή ανάρρωση!«
- isländisch: »Góðan bata!«
- italienisch: »Buona guarigione!«
- niederländisch: »Beterschap!«
- polnisch: »Życzę panu szybkiego powrotu do zdrowia!«
- russisch: »скорейшего выздоровления!«
- schwedisch: »Krya på dig!«
- spanisch: »Que te mejores!«
- türkisch: »Geçmiş olsun!«
- ungarisch: »Jobbulást kívánok!«

WO IST DER VATER?

Man glaubt es nicht, aber das kann man manchmal tatsächlich ausrechnen. Schauen wir uns dazu die folgende Aufgabe an:

»Eine Mutter ist 21 Jahre älter als ihr Kind, und in sechs Jahren wird das Kind fünf Mal jünger sein als die Mutter. Wo ist der Vater?« Für die Lösung muss man nur ein klein wenig rechnen: Das Alter des Kindes sei x und das der Mutter y. Da die Mutter 21 Jahre älter ist als das Kind, gilt: $y = x + 21$. In sechs Jahren ($x + 6$ bzw. $y + 6$) wird die Mutter genau fünf Mal so alt sein wie das Kind; das bedeutet in Form einer Gleichung: $5\,(x + 6) = y + 6$. Das lässt sich durch Auflösung der Klammer folgendermaßen umformen: $5\,x + 30 = y + 6$. Da $y = x + 21$, kann man auch schreiben: $5\,x + 30 = x + 21 + 6$. Und daraus ergibt sich wiederum: $5\,x - x = 21 + 6 - 30$, oder zusammengefasst: $4\,x = -3$. Also ist $x = -\frac{3}{4}$.

Das Kind ist demzufolge heute minus ¾ Jahre beziehungsweise minus neun Monate alt, es ist also gerade im Entstehen. Und damit ist auch die Frage nach dem Aufenthaltsort des Vaters geklärt: Er befindet sich aller Wahrscheinlichkeit nach ganz »nah« bei der Mutter.

Was Sie schon immer wissen wollten

FRAGEN UND ANTWORTEN

»Die Anatomie war mir auch deshalb doppelt wert, weil sie mich den widerwärtigsten Anblick ertragen lehrte, indem sie meine Wissbegierde befriedigte.«

Johann Wolfgang von Goethe
(deutscher Dichter, 1749–1832)

KÖNNEN WIR IM KOPFSTAND SCHLUCKEN?

Zugegeben, diese Frage stellt sich einem nicht allzu häufig. Dennoch kann es sicher nicht schaden, wenn man die Antwort kennt: Ja, das kann man. Die Nahrung, die wir schlucken, rutscht nämlich nicht einfach passiv unsere Speiseröhre hinunter, bis sie schließlich im Magen landet, sondern wird durch rhythmisches Zusammenziehen der Speiseröhrenmuskulatur – der Fachausdruck für diese Bewegung heißt »Peristaltik« – aktiv vorangeschoben. Und das funktioniert problemlos auch kopfab- und fußaufwärts.

FEHLT FRAUEN EINE RIPPE?

Glaubt man der Bibel, so hat Gott das Weib aus einer Rippe des Mannes erschaffen. Was wiederum bedeutet, dass Frauen eine Rippe weniger haben müssten als die Herren der Schöpfung. Doch das ist Unsinn. Sowohl Mann als auch Frau besitzen zwölf Rippenpaare, von denen die oberen sieben vorne am Brustbein angewachsen sind, während die unteren fünf frei in der Muskulatur enden. In seltenen Fällen kommt es vor, dass ein Rippenpaar fehlt oder eines zu viel vorhanden ist. Das kann, muss aber nicht zu Komplikationen führen. Und hat auf jeden Fall nichts mit dem Geschlecht und schon gar nichts mit der göttlichen Schöpfung zu tun.

IST NASENPOPEL ESSEN UNGESUND?

Es sind beileibe nicht nur kleine Kinder, die sich nach ausgiebigem Nasebohren das zutage Geförderte mit sichtlichem Vergnügen in den Mund stecken. Dass man das bei Älteren eher selten sieht, liegt vermutlich schlicht daran, dass Erwachsene ihre Popel kaum einmal im Beisein anderer verspeisen. Sehr wohl aber, wenn sie allein sind. Da stellt sich natürlich die Frage, ob das gesund ist. Und die lässt sich eindeutig mit Ja beantworten. Schließlich hängen Mund und Nase eng zusammen. Das heißt nichts anderes, als dass wir das in den Rachen gelangte Nasensekret ohnehin den ganzen Tag hinunterschlucken – in der Regel, ohne uns dessen bewusst zu werden. Der einzige Unterschied des automatisch geschluckten Schleims zu einem durch die Nasenlöcher bewusst herausgekratzten Popel besteht darin, dass dieser nicht flüssig, sondern mehr oder weniger hart ist. Ein gewisses Risiko stellen allenfalls an den Fingern klebende Keime dar, die man mit dem Brocken hinunterschluckt. Deshalb ist es keine schlechte Idee, sich vor ausgiebigem Nasebohren die Hände zu waschen.

WARUM HALTEN WIR BEIM PINKELN DIE LUFT AN?

Unser wichtigster Atemmuskel ist das Zwerchfell, eine dünne Muskelplatte, die horizontal zwischen Brust- und Bauchraum aufgespannt ist. Wenn sie sich zusammenzieht und dabei abwärts bewegt, zieht sie von unten an der mit ihr verbundenen Lunge, die sich dadurch wie ein Blasebalg ausdehnt und Luft ansaugt. Entspannt sich das Zwerchfell wieder, nimmt es die Form einer nach oben gerichteten Kuppel an. Das ermöglicht der elastischen Lunge, wieder zusammenzuschnurren und die enthaltene Luft über die Luftröhre nach außen zu drücken. Wenn wir nun aber Wasser lassen wollen, müssen wir zwangsläufig Druck auf die Baucheingeweide ausüben. Das ist nur mit angespanntem Zwerchfell möglich, das heißt, wir sind gezwungen, kurzzeitig die Luft anzuhalten. Dann bewirkt der Druck auf die gefüllte Blase, dass sich deren Schließmuskel öffnet. Folge: Wir können es fröhlich plätschern lassen.

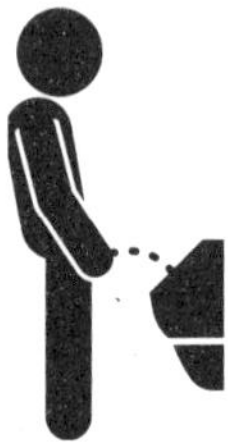

WARUM LÄUFT ES UNS KALT DEN RÜCKEN, ABER NIEMALS DEN BAUCH HINUNTER?

Das liegt daran, dass über den gesamten Rücken Nervenfasern ziehen, die pausenlos Temperatur-, Schmerz- und vor allem Druckempfindungen in Richtung Zentralnervensystem leiten beziehungsweise in umgekehrter Richtung Muskeln betätigen. Die werden von weitaus mehr Fasern des vegetativen Nervensystems – das steuert unsere unbewussten Körperfunktionen – begleitet, als das auf der Vorderseite, also an Brust und Bauch, der Fall ist. Diese vegetativen Nervenfasern sorgen im Fall von Angst oder Schrecken dafür, dass sich die oberflächlichen Blutgefäße blitzartig zusammenziehen, woraufhin weniger warmes Blut durch die Haut des Rückens strömt. Und das löst dann die bekannten kalten Schauer aus.

WARUM GESTIKULIEREN WIR BEIM TELEFONIEREN?

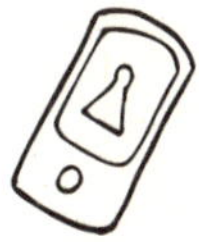

Beobachten Sie einmal jemanden, der angeregt mit einer anderen Person telefoniert. Mit Sicherheit wird er dabei mit seinen Armen und Händen gestikulieren, als stünde er seinem Telefonpartner von Angesicht zu Angesicht gegenüber. Obwohl der sein Gezappel doch überhaupt nicht sehen kann. Warum Menschen das tun, war Gegenstand einer umfangreichen britischen Studie, die zu dem Resultat kam, dass wir mit den gesprächsbegleitenden Arm- und Handbewegungen in erster Linie gar nicht unserem Gegenüber, sondern vor allem uns selbst gedanklich auf die Sprünge helfen wollen. Die Wissenschaftler forderten Versuchspersonen auf, zu Bildern möglichst spontan passende Begriffe zu finden. Es stellte sich heraus, dass diejenigen Teilnehmer, die dabei nach Herzenslust mit den Armen herumfuchteln durften, deutlich schneller waren als andere Versuchspersonen, die ihre Hände still vor der Brust verschränken mussten. Offenbar lösen die Bewegungen in unserem Gehirn zielgerichtete Denkvorgänge aus oder erleichtern zumindest deren Entstehung. Dafür spricht auch, dass wir die Hände – freilich völlig unbewusst – umso intensiver einsetzen, je komplexer das Thema ist, über das wir reden.

WARUM KÖNNEN MANCHE MENSCHEN MIT DEN OHREN WACKELN?

Bei Menschen, die das Ohrenwackeln – meist allerdings nur mit Mühe erkennbar – beherrschen, sind noch Muskeln funktionsfähig, die wir zwar alle besitzen, aber schon seit langer Zeit nicht mehr benutzen. Diese Muskeln ermöglichten es unseren steinzeitlichen Vorfahren, die für ihren Jagderfolg auf eine möglichst präzise Ortung von Geräuschen angewiesen waren, die Ohrmuscheln in alle Himmelsrichtungen zu drehen. Wir kennen das von vielen wild lebenden Tieren – unter anderem von Rehen, Hirschen, Hasen und Füchsen –, deren Ohren pausenlos in Bewegung sind, um eine mögliche Gefahr rechtzeitig wahrzunehmen und gegebenenfalls zu fliehen. Wir Menschen sind auf diese Fähigkeit zwar schon lange nicht mehr angewiesen, doch einige wenige von uns können mit ihren Ohren noch immer ein kleines bisschen hin- und herwackeln und damit vielleicht in fröhlicher Gesellschaft für Heiterkeit sorgen.

WARUM WERDEN ROTE HAARE IM ALTER NICHT GRAU?

Dass unsere Haare, wenn wir älter werden, ihre Farbe verlieren und mehr oder weniger grau werden, liegt an den Pigmentzellen in den Haarfollikeln, die den Farbstoff liefern. Dessen Produktion nimmt, wie so vieles, im Lauf des Lebens immer mehr ab, zwar individuell verschieden schnell, aber unaufhaltsam. Irgendwann ist dann kein Pigment mehr vorhanden, und die Haare erscheinen einheitlich grau. Wenn sich dazu noch zwischen ihren Hornzellen Luftbläschen einlagern, sehen sie sogar glänzend weiß aus.

Dass das bei roten Haaren anders ist, liegt daran, dass sich ihre Farbe im Laufe des Alters zuerst in einen verblassten Kupferton und schließlich in ein roséfarbenes Blond umbildet. Eine Graufärbung ist deshalb ausgeschlossen.

WARUM KÖNNEN WIR BEIM JOGGEN LESEN?

Halten Sie sich doch einmal ein Buch oder eine Zeitschrift vor die Augen und bewegen Sie das Gedruckte rasch einige Zentimeter hin und her und auf und ab. Ergebnis: Alles verschwimmt, Lesen ist nicht mehr möglich.

Nun machen Sie es genau umgekehrt: Sie halten das Buch oder die Zeitschrift ruhig und bewegen stattdessen den Kopf. Siehe da: Jetzt haben Sie keinerlei Probleme, die Buchstaben zu erkennen, und können mühelos entziffern, was da geschrieben steht. Obwohl doch die relative Bewegung zwischen dem Gedruckten und Ihren Augen in beiden Fällen exakt dieselbe ist. Wie lässt sich das erklären?

Verantwortlich für dieses verblüffende Phänomen, das es uns ermöglicht, auch in einem unablässig ruckelnden Zug zu lesen und sogar beim Joggen den Text einer Mail auf unserem Smartphone zu entziffern, ist der sogenannte vestibulo-okulare Reflex. Der beruht darauf, dass das Bild, das wir sehen, nicht in unseren Augen, sondern im Gehirn entsteht. Denn das dortige Sehzentrum berücksichtigt bei der Bilderzeugung nicht nur die eigentlichen vom Sehnerv übermittelten optischen Eindrücke, sondern auch Signale anderer Sinnesorgane, in diesem Fall die des Gleichgewichtsorgans im Innenohr. Das registriert nämlich jede einzelne Drehung und Neigung des Kopfes und sendet permanent entsprechende Nervenimpulse an das Sehzentrum. Woraufhin dieses seinerseits sofort Befehle an die am Augapfel ansetzenden sechs Muskeln schickt, ausgleichende Gegenbewegungen zu veranlassen. Während wir also im Zug vergnügt lesen, ist unser Auge unablässig damit beschäftigt, das Bild der Buchstaben auf der Netzhaut stabil zu halten. Augenärzte und Neurologen sprechen hier vom Puppenkopf-Phänomen, da es, natürlich längst nicht so fein ausbalanciert, auch bei einer starren Puppe mit beweglichen Augen auftritt. Wobei das natürlich allein an der Trägheit der Glasaugen liegt, die der raschen Kopfbewegung nicht folgen können.

Der vestibulo-okuläre Reflex sorgt übrigens auch dafür, dass wir mit zur Seite geneigtem Kopf nicht alles schräg sehen. Denn auch wenn wir den Kopf schief halten, bleiben alle senkrechten Linien senkrecht: Am Bildeindruck ändert sich nichts. Ohne dass wir davon das Geringste mitbekommen, reagiert das Sehzentrum sofort auf die Meldungen des Gleichgewichtsorgans, die ihm Richtung und Ausmaß der Kopfhaltung mitteilen, und korrigiert das erzeugte Bild entsprechend. Das klappt sogar bei schnellen Bewegungen: Selbst wenn wir unseren Kopf, während wir gerade einen Gegenstand betrachten, ganz plötzlich zur Seite kippen, fällt das Bild nicht um, sondern bleibt vollkommen unbeeindruckt aufrecht stehen. Probieren Sie's aus!

Insofern ist der vestibulo-okuläre Reflex für unser Auge das, was man bei einer modernen Kamera Bildstabilisator nennt. Und da das Ganze bei bestimmten krankhaften Veränderungen nicht mehr funktioniert – etwa, wenn das Gleichgewichtsorgan keine oder falsche Signale an den Hirnstamm sendet –, dient die Überprüfung des Reflexes Medizinern dazu, derartige Störungen frühzeitig zu erkennen.

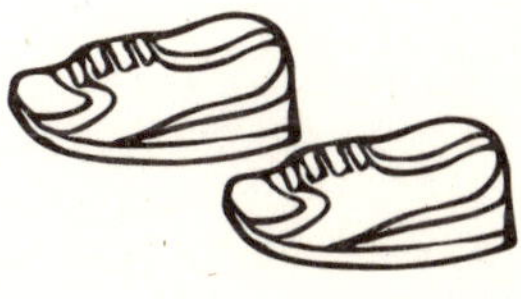

Wer hätte das gedacht?

VERBLÜFFENDES UND STAUNENSWERTES

»Staunen, das ist der Samen des Wissens.«

Francis Bacon
(englischer Philosoph und Staatsmann, 1561–1626)

RAUCHER SIND BILLIGER

Dass Rauchen alles andere als gesund ist, ist allgemein bekannt. Nicht wenige Mediziner sind sogar der festen Überzeugung, jeder Raucher bekäme zwangsläufig Lungenkrebs – sofern er nur alt genug werde, das zu erleben. Ob das zutrifft, mag dahingestellt sein – Fakt ist jedenfalls, dass es sich tatsächlich nicht vorhersagen lässt, wie viele Zigaretten pro Tag über welchen Zeitraum geraucht letztendlich Krebs auslösen. Fest steht dagegen, dass viele Zigarettensüchtige schon in relativ jungen Jahren an zahlreichen durch das Rauchen begünstigten Krankheiten leiden, deren Behandlung Unsummen verschlingt. Kein Wunder daher, dass immer wieder Rufe laut werden, Raucher sollten einen höheren Beitrag zur gesetzlichen Krankenversicherung zahlen.

Dabei verursachen Zigarettenabstinenzler weitaus höhere Krankheitskosten als starke Raucher, und zwar schlichtweg deshalb, weil sie im Durchschnitt deutlich länger leben. Je älter ein Mensch wird, desto größer ist nun mal das Risiko, dass er an einem chronischen Leiden erkrankt, das bis zu seinem Tod einer intensiven und in der Regel teuren Behandlung bedarf. Vor allem Alterskrankheiten wie chronische Herz- und Kreislaufstörungen, Magen- und Darmleiden oder Alzheimer ziehen sich nicht selten über Jahre und Jahrzehnte hin und verschlingen enorme Summen. Dagegen stirbt ein großer Teil der Raucher schon, bevor die Therapie chronischer Altersgebrechen überhaupt ein Thema wird.

Eindrucksvoll belegt dies eine Studie aus den Niederlanden: Demnach werden Nichtraucher, sofern sie einigermaßen schlank bleiben, durchschnittlich sieben Jahre älter als starke Raucher. Diese sieben Jahre mehr haben zur Folge, dass die Krankenkassen für die Nichtraucher im Laufe ihres Lebens im Durchschnitt rund 280 000 Euro aufwenden müssen, während es bei Rauchern nur etwa 220 000 Euro sind.

WARUM WIR IMMER WISSEN, WO UNS DER KOPF STEHT

Haben Sie Lust auf einen kleinen Versuch? Dann schließen Sie bitte beide Augen und versuchen Sie, mit dem Zeigefinger der rechten Hand Ihre Nasenspitze zu treffen. Kein Problem, oder? Jetzt gehen Sie mit geschlossenen Augen ein Stück geradeaus und machen dann eine Rechtskurve. Auch das dürfte Ihnen nicht schwerfallen. Nun machen Sie mit dem rechten Bein einen großen Ausfallschritt nach vorne und sagen dann, wo sich gerade Ihr linker Fuß befindet und ob er platt auf dem Boden oder auf Zehenspitzen steht.

Dass Ihnen auch das keine Mühe machen wird, verdanken Sie einem Sinn, der vielleicht wichtiger ist als alle anderen: der sogenannten Tiefensensibilität oder mit dem Fachausdruck: der Propriozeption. Die verdient das Prädikat »phänomenal« wahrlich zurecht, erlaubt sie uns doch jederzeit, auch in tiefschwarzer Nacht, zu wissen, wo sich unsere Hände und Füße gerade befinden, ob und in welche Richtung wir sie bewegen, ob wir beim Gehen, etwa bergauf, mehr Kraft als sonst aufwenden müssen, was unterdessen unser Kopf macht, ob er geradeaus, zur Seite oder nach unten gerichtet ist. All das übermittelt uns dieser Sinn. Er informiert uns auch im Bett pausenlos, ob wir gerade auf der rechten oder linken Seite liegen, ob wir dabei die Beine angewinkelt und vielleicht eine Hand unter das Kopfkissen geschoben haben. Und wenn wir uns aufsetzen, können wir das auch in absoluter Finsternis tun, ohne Angst haben zu müssen, aus dem Bett zu purzeln. Selbst wenn uns – warum auch immer – danach wäre, im Dunkeln Liegestütze zu machen, hätten wir damit keinerlei Probleme.

Ohne Tiefensensibilität könnten wir nicht leben oder uns zumindest nicht koordiniert bewegen. Dafür, dass sie jederzeit perfekt funktioniert, sorgen Unmengen winziger Sensoren in unseren Muskeln, Sehnen, Bändern und Gelenken, die permanent den Spannungszustand dieser Strukturen messen und an das Gehirn melden. Mit dem Fachausdruck nennt man sie Propriozeptoren, was so viel bedeutet wie »Eigenreizaufnehmer«, weil sie eben auf Veränderungen unserer eigenen Körperbestandteile reagieren. Und zwar pausenlos, sehr schnell und überaus präzise. Aus den Unmengen von Signalen, die diese Sensoren unablässig an das Gehirn senden, leitet dieses fortwährend Entscheidungen über eventuell erforderliche Positionsänderungen ab, sendet entsprechende Befehle an die Muskeln und kontrolliert deren Tätigkeit, indem es sicherstellt, dass sie hinsichtlich Richtung und Ausmaß exakt die richtigen Bewegungen ausführen und nicht übertreiben.

Von alledem spüren wir in der Regel nicht das Geringste. Zumindest nicht, solange wir nüchtern sind. Sind wir dagegen mehr oder weniger angetrunken, bekommen wir die Arbeit der Tiefensensibilität durchaus mit. Denn Alkohol stört das empfindliche, ansonsten erstaunlich robuste System massiv. Betrunken können wir nicht mehr auf einer geraden Linie gehen, zielen mit dem Finger an der Nase vorbei und schätzen vielleicht sogar den Abstand unserer Füße vom Boden falsch ein, sodass wir der Länge nach hinfallen.

SCHLAFMANGEL MACHT DICK

Das ist das Ergebnis einer amerikanischen Studie, bei der eine Gruppe von Probanden nach Belieben ausschlafen durfte, während die Teilnehmer der Kontrollgruppe jede Nacht nach fünf Stunden Schlaf gnadenlos geweckt wurden. Dabei zeigte sich, dass der Energieverbrauch der Kurzschläfer um etwa fünf Prozent anstieg. Das ist ja erst mal keine Überraschung, denn natürlich ist man im Wachzustand körperlich aktiver als während des Schlafs und verbrennt daher mehr Kalorien. Bemerkenswert ist jedoch, dass der Appetit der Fünf-Stunden-Schläfer ebenfalls anstieg. Nachdem sie diesen ungehindert stillen durften, nahmen sie deutlich zu. Worauf das erhöhte Verlangen nach Essbarem zurückzuführen war, konnten die Forscher allerdings nicht erklären. Fakt scheint jedenfalls zu sein, dass Schlafmangel auf Dauer dick macht. Oder umgekehrt: Wer eine Diät macht, hat offenbar größere Erfolgschancen, wenn er in dieser Zeit so viel wie möglich schläft.

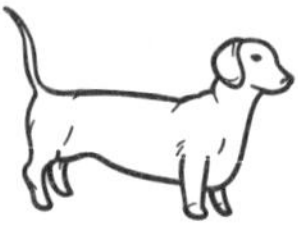

BESSER RIECHEN DURCH SCHNÜFFELN

Stellen Sie sich vor, jemand behauptet, irgendwie rieche es verbrannt, und fragt Sie, ob Sie das auch bemerken. Was tun Sie dann? Tief durch die Nase einatmen, meinen Sie? Nein, Sie beginnen ganz automatisch zu schnüffeln, das heißt, die Luft stoßartig einzuziehen – etwa fünf Mal pro Sekunde. Warum das?

Mit dieser Frage haben sich schon mehrere Forscherteams befasst und sind dabei zu teils widersprüchlichen Resultaten gelangt. Die entscheidende Erkenntnis brachte erst ein Versuch von Wissenschaftlern der Universität von Pennsylvania, bei dem sie Mäusen einmal diverse Duftstoffe und ein anderes Mal absolut reine, duftlose Luft in die Nase bliesen. Dabei lösten die Geruchspartikel genau die Reaktion aus, die die Forscher erwartet hatten: Die Sinneszellen wandelten die chemischen Reize über die Produktion einer Kette von Botenstoffen in elektrische Signale um, die im Gehirn letztlich das olfaktorische Empfinden auslösten. Der entscheidende Transmitter war dabei die Substanz cAMP (zyklisches Adenosinmonophosphat).

Erstaunt waren die Forscher jedoch, als sie registrierten, dass auch die vollkommen duftfreie Luft zur Freisetzung von cAMP führte. Das allerdings nur, wenn sie den Mäusen mit einem gewissen Druck in die Nase geblasen wurde. Der rein mechanische Reiz des auf die Riechzellen auftreffenden Luftstroms hatte also eine – wenn auch schwächere – Reaktion der olfaktorischen Neuronen zur Folge, wobei diese in einem gewissen Rahmen offenbar umso intensiver war, je kräftiger die Luft auftraf. Genauere Untersuchungen ergaben dann, dass auch im Riechepithel der menschlichen Nase, wo cAMP ebenfalls als entscheidender Botenstoff fungiert, etwa die Hälfte der Sinneszellen nicht nur auf chemische, sondern auch auf mechanische Reize reagieren.

Demnach ist es offenbar so, dass das stoßartige Einziehen von Luft das Riechzentrum im Gehirn gleichsam vorwarnt: »Pass auf, gleich gibt es etwas Diffiziles zu tun. Streng dich an!« Mit anderen Worten: Der Geruchsapparat wird durch die rhythmisch auf die Riechzellen auftreffende Luft in einen erhöhten Aufmerksamkeitslevel versetzt, indem er reflektorisch die Reizschwelle herabsetzt, ab der eine Empfindung ausgelöst wird. Deshalb können wir, wenn wir schnüffeln, auch noch sehr schwache Düfte wahrnehmen, die uns bei normalem Durch-die-Nase-Luftholen im Rahmen der Atmung verborgen bleiben.

Hunde machen das übrigens genauso. Wenn sie einen sehr feinen Geruch wahrnehmen wollen, beginnen sie unwillkürlich zu schnüffeln. So gelingt es ihnen nach entsprechender Ausbildung, etwa kleinste Drogenmengen im Gepäck eines Flugpassagiers, ja, sogar Anzeichen von Lungenkrebs im Atem eines Menschen aufzuspüren. Derartige Leistungen werden wir Menschen auch nach noch so intensivem Üben nicht zustande bringen. Dass aber auch wir bei entsprechendem Training zu ganz erstaunlichen olfaktorischen Leistungen fähig sind, beweisen unter anderem Weinkenner, die durch bloßes Riechen an einem gefüllten Glas selbst feinste Aromen wie Waldbeeren, grüne Äpfel, Vanille oder Pfeffer wahrnehmen. Nein, nicht durch Riechen – durch Schnüffeln!

HEISS ODER KALT – DAS KANN MAN HÖREN

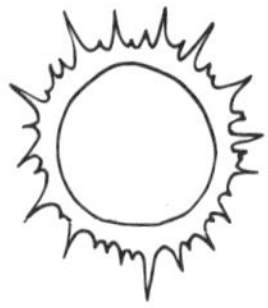

Vier von fünf Menschen haben keinerlei Mühe, mit geschlossenen Augen zu hören, ob Wasser, das in einen Becher geschüttet wird, heiß oder kalt ist. Und zwar ganz intuitiv, ohne das Kunststück erst mühsam erlernen zu müssen. Denn heißes und kaltes Wasser klingen beim Ausgießen tatsächlich unterschiedlich. Während sich kaltes Wasser tiefer und dunkler anhört, klingt heißes höher, heller, sprudelnder. Das liegt daran, dass Wasser umso zähflüssiger wird, je kälter es ist. Schuld daran sind sogenannte Wasserstoffbrücken, über die sich bei abnehmender Temperatur immer mehr Moleküle immer fester zusammenlagern und dadurch massiv in ihrer Bewegung eingeschränkt sind. Mit anderen Worten: Kaltes Wasser ist eine kompakte, einheitliche Masse, die schwer ins Glas fällt. In heißem Wasser dagegen wirbeln die Moleküle lebhaft durcheinander. Es fließt – wie warmer Honig im Vergleich zu kaltem – wesentlich leichter, man könnte sagen: Es platscht nicht, es plätschert. Und das hört man deutlich. Hinzu kommt, dass heiße Flüssigkeiten viel mehr Bläschen enthalten als kalte. Diese erzeugen beim Platzen nicht nur eine Art Gluckern, sondern verschieben zudem die Frequenz des Einschenk-Geräusches nach oben. Folge: Der Ton beim Auftreffen auf Glas oder Porzellan wird höher. In Wirklichkeit ist das Ganze – es hat eine Menge mit der Thermodynamik bewegter Flüssigkeiten zu tun – natürlich erheblich komplizierter.

Besonders verblüffend ist in diesem Zusammenhang, dass wir den Unterschied, der sich mit Worten nur unzureichend beschreiben lässt, problemlos wahrnehmen, ohne dass man uns zuvor erklären müsste, worauf wir achten sollen. Das liegt offenbar daran, dass wir die Heiß-kalt-Unterscheidung – freilich, ohne uns dessen bewusst zu werden – von klein an trainieren. Schließlich wollen wir uns an einer Tasse heißem Tee oder Kaffee ja nicht die Lippen verbrennen. So entwickeln wir mit der Zeit ganz automatisch ein feines Gespür oder besser Gehör dafür, ob wir ein Getränk, das in unserem Beisein in ein Gefäß gekippt wird, gefahrlos an den Mund führen können oder besser vorsichtig sein sollten.

MIT DEM EINEN SIEHT MAN BESSER

Machen Sie einmal einen Versuch: Legen Sie die Spitzen von Daumen und Zeigefinger einer Hand so zusammen, dass die Finger eine etwa kreisförmige Öffnung umschließen. Die halten Sie ungefähr einen halben Meter vor Ihr Gesicht und fixieren dadurch irgendeinen Gegenstand. Wenn Sie nun abwechselnd ein Auge schließen, bleibt der optische Eindruck in einem Fall praktisch unverändert, während im anderen der Fingerkreis zur Seite des geschlossenen Auges hüpft.

Der Grund für dieses merkwürdige Phänomen liegt darin, dass Sie, als Sie mit beiden Augen durch die Öffnung blickten, den Gegenstand nicht wirklich mit beiden Augen betrachteten.

In Wahrheit haben Sie ihn nur mit dem Auge fixiert, mit dem sie ihn auch gesehen haben, als sie das andere geschlossen hielten. Dieses Auge ist Ihr dominantes. Wenn also das betrachtete Objekt beim Zukneifen des rechten Auges unsichtbar wird, herrscht ihr rechtes Auge vor. Das ist bei rund zwei Drittel der Menschen der Fall, wobei Rechtshänder meist ein dominantes rechtes und Linkshänder ein dominantes linkes Auge besitzen. Erstaunlicherweise ist das jeweils vorherrschende Auge nicht unbedingt das mit der besseren Sehkraft; vielmehr haben Versuche ergeben, dass offenbar dasjenige Auge bevorzugt wird, auf dessen Netzhaut das betrachtete Objekt größer abgebildet wird.

Das hat durchaus praktische Auswirkungen. Denn der Sehnerv kreuzt vor Eintritt ins Gehirn die Seite, sodass bei einem Rechts-Dominanten die vom Auge gelieferten Eindrücke in der linken und beim Links-Dominaten in der rechten Gehirnhälfte verarbeitet werden. Da beide Hirnhälften unterschiedliche Funktionen erfüllen, wirkt sich das unmittelbar auf unseren Charakter und unsere Begabungen aus. So beherrschen Menschen mit dominantem rechtem Auge – und damit dominantem linkem Gehirn – in der Regel Aufgaben besser, die analytische, logische Überlegungen, ein ausgeprägtes Zeitgefühl und einen mühelosen Umgang mit Zahlen erfordern, während die andere Gruppe ihre Stärken eher in der räumlichen Wahrnehmung, in Kreativität, Musikverständnis, kurz: in eher gefühlsbetonten Dingen hat.

Eine besondere Rolle spielt die Augendominanz bei Kindern, die in der Schule lesen lernen. Da wir die Wörter und Sätze ja von links

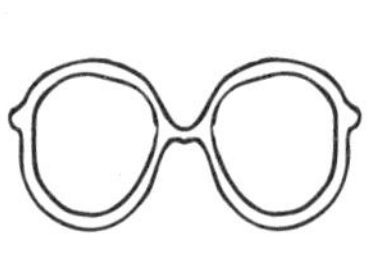

nach rechts erfassen, sind Kinder mit vorherrschendem rechtem Auge, das jeden Buchstaben kurz vor dem linken erblickt, im Vorteil. Dagegen sind Schüler mit einem führenden linken Auge – freilich ohne sich dessen bewusst zu werden – gezwungen, die Wörter entgegen ihrer Schreibrichtung zu erfassen. Nachdem sie ein Wort quasi rückwärts gelesen haben, springen die Augen zum letzten Buchstaben des nächsten Wortes und erfassen auch das wieder von hinten nach vorn und so weiter.

Unterscheiden sich übrigens Augendominanz und Händigkeit, spricht man von Kreuzdominanz. Die verschafft betroffenen Menschen Vorteile, wenn es um genaues Zielen geht. Kein Wunder daher, dass auffallend viele Darts- und Golfspieler kreuzdominant sind.

DAS MÄDCHEN, DAS EIN JUNGE WAR

Lara war ein Mädchen, das von ihren Freundinnen wegen ihres Aussehens glühend beneidet wurde. Sie hatte volles blondes Haar, große blaue Augen und ungewöhnlich lange Wimpern. Als sie in die Pubertät kam, bekam sie zwar nur kleine, dafür auffallend feste Brüste, doch merkwürdigerweise nicht ein einziges Schamhaar. Und keine Menstruation. Nachdem sich diese auch dann nicht einstellen wollte, als sämtliche Schulkameradinnen längst ihre Periode hatten, gingen die Eltern mit ihr zum Arzt, und da kam etwas ans Licht, mit dem niemand – am wenigsten Lara selbst – gerechnet hatte: Sie war ein Junge!

Genauer gesagt lag bei ihr eine hormonelle Abnormität vor, die bei etwa einer von 25 000 Geburten auftritt und mit dem Fachausdruck »testikuläre Feminisierung« heißt, was sinngemäß etwa so viel bedeutet wie »Verweiblichung mit Hoden«. Äußerlich sind die Betroffenen immer weiblich. Sie besitzen eine – allerdings meist blind endende – Scheide und nicht selten sogar eine Gebärmutter. Und dennoch sind sie vom chromosomalen Geschlecht her eindeutig Jungen, das heißt, in ihren Zellkernen findet sich jeweils ein X- und ein Y-Geschlechtschromosom. Für ein Mädchen normal wäre die Kombination XX. Oft finden Mediziner bei der genaueren Untersuchung sogar Penis und Hoden, die allerdings im Inneren der großen Schamlippen verborgen bleiben. Die Ursache der Fehlbildung liegt in einem Gendefekt, in dessen Folge das eigentlich in ausreichender Menge gebildete männliche Geschlechtshormon Testosteron die Zielgewebe nicht erreichen (Androgenresistenz) und diese im Zuge der Embryonalentwicklung nicht in Richtung Junge ausformen kann. In der Folge gewinnen die – auch im männlichen Körper vorhandenen – weiblichen Sexualhormone die Oberhand und sorgen dafür, dass das Kind äußerlich wie ein Mädchen aussieht.

In der Regel wird die Anomalie, wie bei Lara, erst entdeckt, wenn sich bei dem vermeintlichen Mädchen keine Monatsblutung einstellt. Heilen lässt sich der Gendefekt nicht; die betroffenen »Frauen« sind stets unfruchtbar, aber fast immer auffallend hübsch.

ANRÜHRENDE LUSTKILLER

Noch einen gemeinsamen Film im Fernsehen, dazu ein Glas Wein und jede Menge zärtliche Blicke, dann gemeinsam ab ins Bett. So oder so ähnlich stellt sich so manches verliebte Pärchen einen romantischen Abend vor. Doch Vorsicht! Mit der Romantik könnte es vorbei sein, bevor sie richtig begonnen hat, wenn der Film die liebeslustige Frau zu Tränen rührt. Israelische Forscher haben in einer Studie herausgefunden, dass der Geruch weiblicher Tränenflüssigkeit bei einem Mann, auch wenn er den gar nicht bewusst wahrnimmt, den Testosteronspiegel und damit auch die sexuelle Erregung massiv herabsetzt. Oder um es kurz und prägnant zu sagen: Heulende Frauen törnen ihre Partner ab.

ES WERDEN IMMER WENIGER

Wenn ein Kind zur Welt kommt, besitzt es in seinem kleinen Körper bereits alle Gewebe, Organe und sonstigen Strukturen, die es in seinem künftigen Leben benötigen wird, unter anderem auch sämtliche Knochen. Von denen hat es sogar weitaus mehr als ein Erwachsener, nämlich etwa 350 Stück. Dass es später, wenn das Kind ausgewachsen ist, nur noch wenig mehr als 200 sind, liegt nicht etwa daran, dass Knochen verloren gehen oder sich zu anderen Gebilden umformen, sondern schlicht und einfach an der Tatsache, dass viele von ihnen zu größeren Einheiten zusammenwachsen.

So besteht beispielsweise der Schädel eines Babys noch aus zahlreichen flachen Einzelknochen, die sich bei der Geburt gegeneinander verschieben und sich so optimal dem engen Becken der Mutter anpassen können. Nachdem das Kind zur Welt gekommen ist, ist eine derartige Beweglichkeit nicht mehr erforderlich, mit der Folge, dass die Schädelnähte bereits in den ersten beiden Lebensjahren verwachsen und sich auch die Fontanelle, die Lücke zwischen Stirn- und Scheitelbeinen, nach und nach schließt. Bei einem Erwachsenen besteht der knöcherne Kopf dann nur noch aus Gehirn- und Gesichtsschädel sowie dem gelenkig damit verbundenen Unterkiefer. Ebenso verschmelzen kleinere Hand- und Fußknochen miteinander, und die 10 untersten Knochen der Wirbelsäule wachsen im Laufe des Lebens zu zwei größeren zusammenhängenden Gebilden, dem Kreuz- und dem Steißbein, zusammen.

SCHWANGERE MÄNNER

Männer können keine Kinder bekommen – so viel steht fest. Doch auch ohne ein heranwachsendes Baby im Leib zu tragen, werden sie nicht selten zumindest »ein bisschen schwanger«. Während nämlich ihre Partnerin tatsächlich guter Hoffnung ist, zeigen sich auch bei einigen von ihnen etliche der typischen »Symptome«: Sie nehmen bis zu acht Kilo zu, ihr Bauch bläht sich, sie bekommen Heißhunger auf bestimmte Speisen, während ihnen allein schon beim Gedanken an andere Nahrungsmittel übel wird, sie müssen sich mehrfach am Tag übergeben und haben nicht selten sogar heftige Kopf-, Bauch- und Rückenschmerzen. Mediziner sprechen in diesem Zusammenhang vom »Couvade-Syndrom« (vom französischen Wort *couver* für »brüten«). Früher glaubte man, so etwas komme nur bei einigen Naturvölkern vor, bei denen sich die Männer – stellvertretend für die Frauen, die gleich nach der Geburt wieder ihrer Arbeit nachgehen – ins Wochenbett legen und die Gratulation der Verwandtschaft in Empfang nehmen. Heute weiß man jedoch, dass auch in den modernen Industrieländern etliche Männer derartige Symptome zeigen.

Die Ursache des erstaunlichen Phänomens ist dieselbe wie bei den schwangeren Frauen: ein massiv veränderter Hormonspiegel. Kanadische Wissenschaftlerinnen der Queen's University in Kingston, die sich intensiv mit dem Couvade-Syndrom beschäftigt haben, fanden heraus, dass bei etlichen Männern, deren Frau ein Baby erwartet, die Konzentration des maskulinen Geschlechtshormons Testosteron bis zur Geburt drastisch abnimmt und auch noch drei Monate danach deutlich reduziert ist. Dafür steigt das auch bei den Herren vorhandene weibliche Hormon Östradiol – bei Frauen ist es unter anderem für die Ausprägung der mütterlichen Gefühle verantwortlich – noch bis weit nach der Geburt deutlich an. Zusätzlich sinkt die Produktion des Stresshormons Cortisol.

All das lässt sich zwar eindeutig nachweisen, dennoch können die Forscherinnen über die Auswirkungen dieser Verschiebungen nur Vermutungen anstellen. Weil bei den Männern jedoch gerade diejenigen Hormone vermehrt produziert werden, die bei Frauen das mütterliche Verhalten bedingen, gehen sie davon aus, dass werdende Väter in Erwartung eines Babys und auch noch nach dessen Geburt ruhiger und fürsorglicher, kurz, tatsächlich »mütterlicher« werden als andere Männer – und somit wirklich »ein bisschen schwanger« sind.

Was aber löst die hormonellen Veränderungen bei den betroffenen Männern aus? Dazu gibt es zwei mögliche Erklärungen, die jedoch beide reine Hypothesen sind: Besonders einfühlsame werdende Väter scheinen die Schwangerschaft tatsächlich derart intensiv mitzuerleben, dass sie mit ihren Frauen auch deren charakteristische Beschwerden teilen. Andere fühlen sich in der Zeit, in der sich ständig alles um den zu erwartenden Nachwuchs dreht, möglicherweise zu wenig beachtet und entwickeln aus einer gewissen Eifersucht auf das ungeborene Kind heraus körperliche Symptome, um dadurch selbst wieder mehr Aufmerksamkeit zu bekommen.

BRAUCHT MAN NICHT

Man mag darüber streiten, ob der Mensch tatsächlich die Krone der Schöpfung ist. Fest steht, dass er aus affenähnlichen Tieren hervorgegangen ist und sich erst im Lauf von mehreren Millionen Jahren zu dem Lebewesen gewandelt hat, das er heute ist. Deshalb muss man sich nicht wundern, dass er heute noch über Körperteile verfügt, die von seinen Vorfahren stammen, inzwischen jedoch ganz und gar nutzlos geworden sind. Biologen unterscheiden hierbei zwischen »Rudimenten« und »Atavismen«. Rudimente besitzen alle Menschen, sie sind gleichsam funktionslos gewordene Überbleibsel der evolutionären Entwicklung, die sicher in ferner Zukunft nach und nach verschwinden werden. Dagegen sind Atavismen gleichsam Rückfälle in ein früheres, eigentlich schon überwundenes menschliches Entwicklungsstadium.

Die wichtigsten Rudimente sind:

- ☞ der Wurmfortsatz des Blinddarms (Er hatte bei unseren Vorfahren eine wichtige Verdauungsfunktion.)
- ☞ das Steißbein (Daran hing früher ein Schwanz wie bei den Affen.)
- ☞ Ohrmuskeln (Sie dienten unseren Ahnen zur Bewegung der Ohrmuscheln, wie man das bei Wildtieren beobachten kann, und ermöglichen heute allenfalls ein leichtes Zucken mit den Ohren.)
- ☞ die männliche Brustbehaarung (Sie wärmte und schreckte, wenn sie sich aufrichtete, Feinde ab – so wie bei Hunden, die ihre Nackenhaare aufstellen.)
- ☞ die Weisheitszähne (Sie haben im kleiner gewordenen Kiefer oft keinen Platz mehr und bereiten deshalb Probleme.)
- ☞ Reste der »Nickhaut« (eine Art drittes Augenlid, das durchsichtig ist und sich bei vielen Tieren wie eine Schutzbrille vor die Augen klappen lässt)

Und jetzt einige Atavismen:

- ☞ Ganzkörperbehaarung wie bei den Affen
- ☞ überzählige Brustwarzen (wie bei vielen Säugetieren)
- ☞ kleiner Schwanz oberhalb der Gesäßbacken (wird gleich im Säuglingsalter operativ entfernt)
- ☞ Schwimmhäute zwischen den Fingern
- ☞ Halsfisteln (Überbleibsel der während der Embryonalentwicklung angelegten Kiemenbögen, die normalerweise vor der Geburt wieder verschwinden)

Andere Länder, andere Sitten

MEDIZIN EXOTISCH

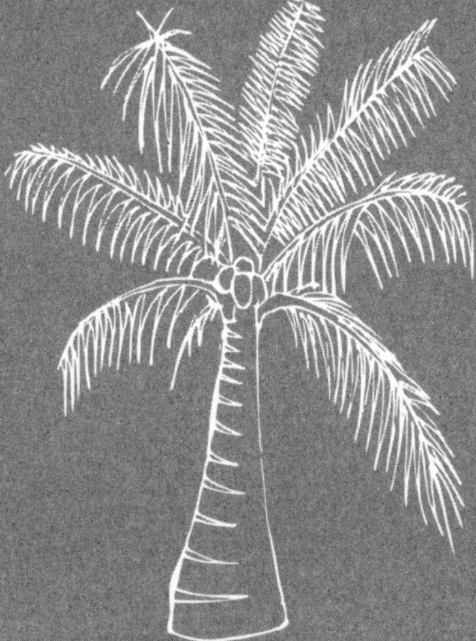

»Wenn du ein fremdes Land betrittst, frage, was dort verboten ist.«

Konfuzius
(chinesischer Philosoph, 551–479 v. Chr.)

DA LEBT MAN DOCH GERNE IN DEUTSCHLAND

Was tun wir, wenn wir krank werden? Wir gehen zum Arzt und erwarten von ihm, dass er uns mit einer geeigneten Behandlung sowie wirksamen Medikamenten wieder gesund macht. Dabei haben wir uns mittlerweile sogar an Heilmethoden gewöhnt, die unseren Eltern und Großeltern noch vollkommen fremd waren, etwa an Akupunktur, Neuraltherapie, Osteopathie oder Eigenbluttherapie. Doch in anderen Ländern gehen die Heilkundler mit weitaus skurrileren Verfahren gegen die diversen Leiden vor, Verfahren fern jeder Schulmedizin, für deren Wirksamkeit es keine oder allenfalls fragwürdige wissenschaftliche Belege gibt. Hier ein paar Beispiele:

! In Peru behandelt man Frauen mit Schwangerschaftsproblemen, indem man Delfine auf ihre Bäuche legt. Die hochfrequenten Geräusche, die die Tiere ausstoßen, sollen die Entwicklung des Babys im Mutterleib stimulieren.

! In Ägypten werden speziell Männer mit rheumatischen Beschwerden, aber auch mit Potenzstörungen bis zum Kopf in Wüstensand eingegraben. Dort müssen sie während der heißesten Zeit des Tages ein paar Stunden ausharren.

! An eine ähnliche Heilmethode glaubt man auch in bestimmten Gebieten Chinas. Dort werden Patienten mit Gelenk- und Nervenkrankheiten ebenfalls bis zum Kopf eingebuddelt, allerdings nicht in heißen Wüstensand, sondern in feucht-kalten Mineralschlamm.

! In Thailand behandelt man Patienten mit Schuppenflechte

oder Neurodermitis, indem man die befallenen Hautpartien in Wasser taucht, in dem es von sogenannten Doktorfischen nur so wimmelt. Die setzen sich sofort in großer Zahl auf die kranke Haut und beginnen, mit ihren hornartigen Klingen daran zu knabbern beziehungsweise die obersten Schichten abzuraspeln. Dabei muss man fairerweise erwähnen, dass diese Methode auch bei uns als alternatives Heilverfahren immer mehr an Bedeutung gewinnt.

! In der traditionellen chinesischen Medizin gelten tote Skorpione sowie Ingwerwurzeln als höchst wirksam gegen Gesichtslähmungen. Dabei werden sowohl die leblosen Spinnentiere als auch die Wurzeln für längere Zeit auf die Gesichtshaut der Kranken gelegt.

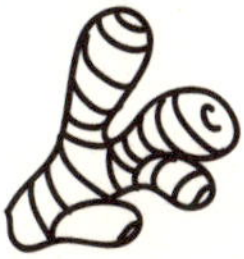

! In Israel wird eine spezielle Therapie zur Behandlung körperlicher, aber auch seelischer Verspannungen angeboten. Dazu werden auf den Körper des Kranken lebende Schlangen gebracht, die gemächlich darauf herumkriechen. Nachdem die Patienten ihren anfänglichen Ekel überwunden haben, soll der unmittelbare Kontakt mit den Kriechtieren angeblich sehr beruhigend wirken.

! In Palästina, aber auch in Teilen von China verwendet man das Gift von Bienen zur Behandlung von Ohrenleiden, Nierenschäden und sogar Krebserkrankungen. Dazu setzt man die kleinen Krabbler auf die Haut der Patienten und reizt sie so lange, bis sie zustechen.

! Noch eine weitere Methode aus der chinesischen Medizin: Patienten mit Gelenkerkrankungen und Darmbeschwerden, aber auch vermeintlich unfruchtbaren Frauen legt man eine Walnuss aufs Auge und steckt ihnen getrocknete Moxablätter in die Ohren, die man dann auch noch anzündet.

- ! In Indien verwendet man zur Behandlung von Erkältungen, Schnupfen und Asthma Gummischläuche, die über die Nase in den Rachen geschoben und dann wieder aus dem Mund herausgezogen werden, sodass ein Ende zur Nase und das andere zum Mund heraushängt. Nun greift man mit jeder Hand ein Ende und zieht den Schlauch mehrmals hin und her.
- ! In Kambodscha sammelt man den Urin von Kühen, um damit verschiedene Leiden zu behandeln. Unter anderem verwendet man die gelbe Brühe, um darin die Augen von stark Sehbehinderten zu baden. Angeblich haben mithilfe dieser Therapie schon Blinde wieder sehen können.
- ! Zum Schluss noch eine besonders krasse Methode zur Behandlung von Unterleibserkrankungen in China. Dort empfiehlt man den Patienten, lebende Baumfrösche zu verspeisen. Wahrscheinlich empfinden sie dabei einen solchen Ekel, dass ihr eigentliches Leiden vollkommen in den Hintergrund gedrängt wird.

BRASILIANISCHE THERAPIEN

Im Nordosten Brasiliens leben viele arme Menschen, die keinen Arzt bezahlen können und auch keine staatliche Pflichtversicherung kennen. Wenn sie krank werden, und das passiert bei den miserablen hygienischen Verhältnissen sehr oft, bleibt ihnen nur die Möglichkeit, sich selbst zu helfen, und dabei nutzen sie noch heute die überlieferten Behandlungsverfahren einer längst überholten Volksmedizin. Hier ein paar besonders kuriose Therapien, die Sie besser nicht ausprobieren sollten:

- ! gegen Asthma: Tee aus Vogelkot oder der pulverisierten Schwanzrassel einer Klapperschlange trinken
- ! gegen Bettnässen: dem Kind mit einem lebenden Aal zwei, drei Ohrfeigen verpassen
- ! gegen Hämorrhoiden: sich ein Tabakblatt in den Hintern stecken oder sich mit nacktem Po auf den Stumpf einer Bananenstaude setzen
- ! gegen Halsweh: eine geröstete Riesenameise essen
- ! gegen Impotenz: gebratene Stierhoden essen
- ! gegen Kopfschmerzen: ein Gemisch aus Kaffeepulver und Butter auf die Stirn schmieren
- ! gegen Ohrenschmerzen: etwas Muttermilch ins Ohr träufeln
- ! gegen Schwangerschaftserbrechen: eine ungesalzene gebratene Taube essen
- ! gegen Warzen: die Warzen mit Menstruationsblut beträufeln
- ! gegen Zahnschmerzen durch Karies: in den schmerzenden Hohlraum einen Streichholzkopf stopfen

Gehört nun mal zum Leben
DER TOD

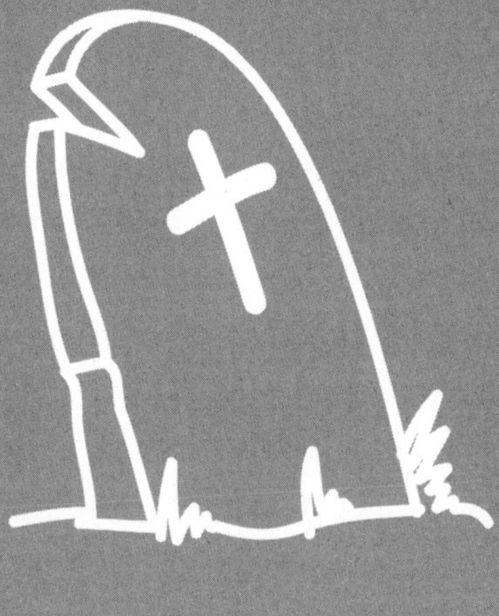

»Die Medizin ist eine Wissenschaft, die verhindern will, dass die Menschen eines natürlichen Todes sterben.«

Robert Lemke
(deutscher Fernsehmoderator, 1913–1989)

WER STIRBT WIE?

Zu Tode kommen kann man auf vielerlei Weise, wobei es naturgemäß recht häufige, auf der anderen Seite aber auch extrem seltene Ursachen gibt. In Deutschland stirbt innerhalb eines Jahres durchschnittlich:

? als Folge eines Meteoriteneinschlags:	1 Mensch von einer Billion
? nach einem Hundebiss:	1 Mensch von 40 Millionen
? bei einem Blitzschlag:	1 Mensch von 20 Millionen
? durch Ertrinken bei Hochwasser:	1 Mensch von 8 Millionen
? nach einem Insektenstich:	1 Mensch von 3,3 Millionen
? durch Sturz von einem Baum:	1 Mensch von 2,1 Millionen
? bei einem Badeunfall:	1 Mensch von 1,3 Millionen
? bei einem Unfall mit der Bahn:	1 Mensch von 490 000
? als Folge einer Blinddarmentzündung:	1 Mensch von 470 000
? bei einem Brand seines Hauses:	1 Mensch von 280 000
? durch Sturz aus seinem Bett:	1 Mensch von 230 000
? durch einen Mord:	1 Mensch von 100 000
? durch Sturz von einer Treppe:	1 Mensch von 77 000
? durch einen Arbeitsunfall:	1 Mensch von 43 000
? als Folge einer Vergiftung:	1 Mensch von 27 000
? nach einem Unfall im Haushalt:	1 Mensch von 26 000
? beim Fußballspielen:	1 Mensch von 25 000

?	durch Selbstmord:	1 Mensch von 8000
?	bei einem Verkehrsunfall:	1 Mensch von 4000
?	durch ärztliche Behandlungsfehler:	1 Mensch von 2700
?	als Folge eines Schlaganfalls:	1 Mensch von 1600
?	an Krebs:	1 Mensch von 520
?	durch Herz- oder Kreislaufversagen:	1 Mensch von 250
?	als Folge des Rauchens:	1 Mensch von 180

DREI ARTEN, DAS ZEITLICHE ZU SEGNEN

»Man kann die Menschen in drei Klassen einteilen:
solche, die sich zu Tode arbeiten,
solche, die sich zu Tode sorgen,
und solche, die sich zu Tode langweilen.«

Winston Churchill

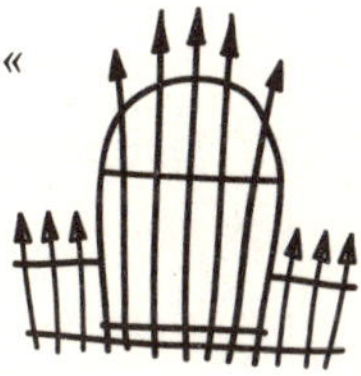

JEDER, WIE ER'S VERDIENT

Jeder von uns weiß, dass er einmal sterben muss. Doch das wollen wir nicht wahrhaben. Zumindest wollen wir möglichst nichts davon hören, nicht davon sprechen, nicht daran erinnert werden. Deshalb versuchen wir auch bei anderen Menschen, wo immer es geht, Wörter wie »Sterben« oder »Tod« zu vermeiden und verwenden lieber – in Anlehnung an Beruf und Lebensweise des Verschiedenen – bildhafte Vergleiche, die sich harmloser und vor allem lebendiger anhören. Dazu abschließend ein paar hübsche Beispiele:

- ☞ Der Pfarrer hat das Zeitliche gesegnet.
- ☞ Der Gelehrte hat den Geist aufgegeben.
- ☞ Der Koch hat den Löffel weggelegt.
- ☞ Der Jäger ist in die ewigen Jagdgründe eingegangen.
- ☞ Der Gläubige hat seine Seele ausgehaucht.
- ☞ Der Atheist hat daran glauben müssen.
- ☞ Der Fotograf ist von der Bildfläche verschwunden.
- ☞ Der Soldat ist auf dem Feld der Ehre geblieben.
- ☞ Dem Glöckner hat die letzte Stunde geschlagen.
- ☞ Des Uhrmachers Uhr ist abgelaufen.
- ☞ Der Metzger ist den Weg allen Fleisches gegangen.
- ☞ Der Bauer sieht die Kartoffeln jetzt von unten.
- ☞ Der Gärtner hat ins Gras gebissen.
- ☞ Der Förster hat den hölzernen Rock angezogen.
- ☞ Den Ornithologen hat der Geier geholt.
- ☞ Der Kumpel hat die letzte Schicht gefahren.
- ☞ Der Schauspieler ist von der Bühne abgetreten.
- ☞ Der Optiker hat die Augen geschlossen.
- ☞ Der Banker hat mit seinem Leben bezahlen müssen.
- ☞ Der Eisenbahner hat in den letzten Zügen gelegen.
- ☞ Der Flötist hat aus dem letzten Loch gepfiffen.
- ☞ Der Maurer ist abgekratzt.